TRAITÉ

DE LA

CHIROMANIE.

DE L'IMPRIMERIE DE DIDOT LE JEUNE,
RUE DES MAÇONS-SORBONNE, n° 13.

TRAITÉ

DE LA

CHIROMANIE,

PAR

J. B. TERAUBE,

DOCTEUR EN MÉDECINE DE LA FACULTÉ DE PARIS.

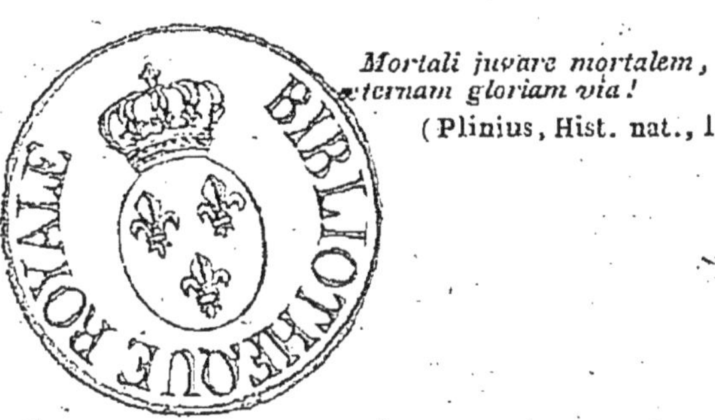

Mortali juvare mortalem, hæc est ad æternam gloriam via!

(Plinius, Hist. nat., l. 2, c. 7.)

A PARIS,

CHEZ BÉCHET JEUNE, LIBRAIRE,
place de l'École-de-Médecine, n° 4.

ET CHEZ CREVOT, LIBRAIRE,
rue de l'École-de-Médecine, n° 3.

1826.

AVANT-PROPOS.

———

Le sujet dont il s'agit ici est encore loin d'être épuisé; et, malgré les nombreux écrits qui ont déjà été publiés sur la même matière, et qui semblent avoir moissonné tous les lauriers qu'on pouvait y cueillir, il reste encore beaucoup à dire sur la funeste habitude dont j'ai à tracer les tristes conséquences.

Je sais qu'il se trouvera des personnes qui me feront un blâme de traiter une semblable matière; elles me demanderont peut-être pourquoi j'ose publier un traité sur un sujet dont Tissot a éclairci tous les points. De plus, elles me diront qu'un semblable livre est plus pernicieux qu'utile à la jeunesse. Je répondrai à ces personnes qui, non contentes de ne rien faire pour la société, osent encore blâmer les efforts qu'on peut faire pour rendre meilleur le sort des hommes, que mon travail ayant pour objet des intérêts si chers à l'humanité, je n'ai pas craint d'encourir le reproche d'avoir été trop audacieux ; je leur dirai qu'habitué dès ma plus tendre enfance à réfléchir sur tout ce qui nous environne, à méditer sur les penchans et les habitudes de la jeunesse, à la suivre jusque dans ses moindres actions, j'ai dû, m'agrandissant par la pensée, observer ses passions, en rechercher les causes, en étudier les suites ; et qu'après avoir long-temps médité sur ses défauts, j'ai cru devoir ajouter ma voix à celle de mes prédécesseurs, et présenter les moyens que je crois propres à prévenir un fléau qui détruit à leur naissance les générations présentes.

Tissot, il est vrai, a publié un ouvrage sur le même sujet, qui même a rendu sa réputation populaire ; on n'aurait dû qu'applaudir à son intention ; mais on a été plus loin, et tout le monde a approuvé les erreurs du médecin de Lausanne, qui, au lieu de détruire un mal dont il s'efforcait de donner des tableaux hideux, n'a fait peut-être que le propager davantage. Désespérant de ramener la jeunesse par des principes de morale, il a pensé faire bien en la menaçant d'une destruction prochaine. A-t-il atteint le but qu'il s'était proposé? Je ne le pense pas. Beaucoup de jeunes gens ayant lu son ouvrage, et voyant que cette destruction prochaine dont on les avait menacés n'arrivait pas, se sont livrés, avec une nouvelle ardeur, à leur passion honteuse; de plus, vivant à une époque où régnait l'humorisme, il a dû nécessairement donner dans les travers du siècle, et faire jouer à la perte matérielle de la semence le principal rôle dans l'explication des phénomènes morbides qui surviennent par suite des plaisirs solitaires.

Depuis l'apparition du traité de Tissot, les sciences médicales ont reçu une impulsion nouvelle; l'anatomie pathologique a porté un nouveau jour sur beaucoup de points qui naguère étaient encore inexplicables. La théorie des phénomènes que l'on voit survenir par suite des pollutions volontaires a dû nécessairement en retirer de grands avantages, et n'être plus par-là ce qu'elle était du temps de Tissot; il en est de même du traitement des maladies qu'entraîne toujours après lui le vice de la chiromanie. Ce que ce grand observateur a dit pouvait paraître bon à l'époque où il vivait (quoique cela pût avoir les plus graves inconvéniens); mais aujourd'hui que la médecine physiologique nous a éclairés de son flambeau merveilleux, nous devons suivre une voie contraire (dans beaucoup de circonstances du moins) à celle que l'on tenait il n'y a encore que quelques années.

Loin de moi toutefois la vaine prétention de surpasser Tissot; je connais trop l'insuffisance de mes moyens pour oser concevoir une telle pensée. Je n'ai en vue que de dire ce que j'ai observé, et d'exposer les vues nouvelles qu'on peut se former de la chiromanie.

Pour ce qui est du reproche qu'on pourra me faire d'avoir écrit un ouvrage qui peut plutôt propager le vice que l'arrêter, je dirai que c'est là un des raisonnemens de ces gens qui, sous de faux dehors, prônent toujours la vertu en se livrant au vice, et qui craignent de rencontrer leur portrait dans la peinture des vices auxquels est portée la faible humanité. J'écris pour les pères de famille et pour les instituteurs, pour les personnes enfin qui savent trop bien à quels excès peut se livrer la jeunesse. Que mon ouvrage puisse scandaliser quelques personnes pudiques par système, je n'en tiendrai pas compte.

Si les opinions que j'énoncerai paraissent quelquefois différentes de celles qui ont été émises à ce sujet, et qui sont consignées dans des ouvrages qui jouissent d'une grande réputation, je prie le lecteur de croire que c'est uniquement dans l'intérêt de la science que je l'ai fait, et non par esprit de contradiction. Ennemi de tout système exclusif, je n'ai été guidé, dans tout mon travail, que par le seul désir de servir l'humanité, en disant la vérité telle que je la conçois.

Quant à ce qui concerne la manière dont est rédigé cet ouvrage, je dois également prévenir que j'ai mieux aimé être clair qu'élégant dans mon style; j'ai eu soin d'éviter toute répétition, et les redites fastidieuses, suivant en cela les préceptes donnés par Condillac, qui dit : « Une chose dite une seule fois et où elle doit l'être est plus claire que répétée ailleurs plusieurs fois. » Pour ce qui est du choix des expressions, j'ai cru devoir me servir de celles qui m'ont paru les plus simples et en même temps les plus réservées. Je rapporterai le plus qu'il me sera possible, à l'appui de ce que j'avancerai, les observations des autorités les plus respectables. J'ai lu les travaux des médecins qui m'ont précédé dans la carrière, et leur ai même fait de fréquents emprunts, que j'ai soin de citer fidèlement, différant, en cela, de ceux qui vous font un livre de fragmens séparés pris de côté et d'autre, et dans lequel ils ont soin de taire le nom des auteurs où ils ont puisé pour se parer d'un mérite emprunté.

Je diviserai mon travail en trois parties :

Dans la première, je m'occuperai des causes qui peuvent donner naissance à la chiromanie;

Dans la deuxième, des phénomènes mor-

bides qui en sont la suite , et de leur explication;

Enfin , dans la troisième, j'exposerai les
moyens de curation les plus propres à
prévenir ou à combattre les effets de cette
funeste passion.

C'est dans ces diverses parties, qui sont
subdivisées en plusieurs chapitres , que
j'aurai occasion d'exposer une foule d'idées
qui ne se trouvent rassemblées nulle part;
on y trouvera des vues nouvelles, soit sur
les causes de la chiromanie, soit sur l'explication des phénomènes morbides qui en
sont la suite, soit sur le mode de traitement, qui comprendra quelques idées générales sur l'éducation de la jeunesse, que
je regarde comme devant être utiles aux
pères de famille, ainsi qu'aux instituteurs.

Telles sont les vues que je me suis proposé de remplir en publiant un ouvrage dont le sujet est si étendu, et digne en tout des méditations du médecin philanthrope; je n'ai eu d'autre but, je le répète, en composant cet écrit, que de faire servir les connaissances que j'ai déjà acquises au bonheur de mes semblables, en exposant les idées que je me suis formées sur une habitude si meurtrière, qui, sévissant aujourd'hui plus que jamais peut-être, enlève, au printemps de la vie, à la société et à leurs parens, une partie de cette belle jeunesse, dont les talens précoces faisaient déjà l'espérance de leurs contemporains. Puissent mes conseils, en rappellant la jeunesse à sa dignité première, servir dignement les intérêts de l'humanité! Puissent la reconnaissance et l'approbation des âmes vertueuses et sensibles être la récompense, sinon de mes succès, du moins de mon entreprise !!!

TRAITÉ

DE LA

CHIROMANIE.

PREMIÈRE PARTIE.

Des causes qui donnent naissance à la chiromanie.

À chaque pas que nous faisons dans la vie, nous éprouvons toujours quelque changement nouveau ; tout change, tout se détériore plus ou moins lentement, pour arriver au but commun ; la mort. C'est à nous à ne point hâter cet ordre inévitable de dégradation que la nature impose à tous les êtres organisés, par l'usage immodéré des choses qu'elle a mises à notre disposition. Je sais que rien n'est moins stable que ce qui appartient à notre fragile existence, que rien n'est plus exposé que la faible humanité. Le climat, la situation du pays qu'on habite, la nourriture, les professions, les constitutions héréditaires, et mille autres circonstances qu'il serait trop long d'énumérer ici, tout cela peut modifier notre organisation, et donner naissance à une infinité de maladies; mais le plus souvent ces causes agissent malgré nous, et c'est en vain que nous voudrions chercher toutes les causes de la dégénération de nos forces physiques dans des choses hors de nous; tout prouve, au contraire, qu'il en est une foule d'autres dont l'action plus ou moins funeste est toujours dépendante de notre volonté. Parmi ces causes qui contribuent le plus à développer en nous le germe d'une foule de maladies que notre constitution primitive semblait devoir repousser, il faut mettre au premier rang le vice honteux de la chiromanie, dont les suites font payer cher quelques momens de plaisirs dérobés à la nature.

1. La chiromanie, de χειρ, *main*, et μανια, *manie*, *passion*, *fureur*, est un acte contre nature, malheureusement trop connu pour

que j'aie besoin d'entrer dans de plus longs détails sur sa définition. On s'est servi jusqu'à ce jour des mots *masturbation, manustupration, pollutions volontaires*, pour désigner le même vice ; quelques auteurs même le désignaient par le mot *onanisme* ; mais c'est à tort, selon moi ; car dans le passage même de la Genèse où il est question de la fin d'Onan, et sur lequel on s'est appuyé pour avancer qu'Onan se masturbait, et pouvoir dès-lors imposer son nom à cette funeste passion, il ne s'agit nullement du vice de la chiromanie. Voici les paroles contenues dans la Genèse (cap. 31, vers. 8, 9, 10) : *Dixit Judas ad Onam, filium suum : Ingredere ad uxorem fratris tui, et sociare illi, ut suscites semen fratri tuo. Ille sciens non sibi nasci filios, introiens ad uxorem fratris sui, semen fundebat in terram, ne liberi fratris nomine nascerentur ; et idcircò percussit eum dominus, quòd rem detestabilem faceret.* Or, je le demande, y a-t-il dans ces mots, que je crois devoir m'abstenir d'expliquer, quelque chose qui signifie ce que nous entendons par le mot *chiromanie ?* Du reste, si

1*

j'ai relevé cette erreur, qui jusqu'ici a été assez généralement adoptée, c'est moins pour la chose elle-même que pour montrer qu'on ne doit jamais croire sur parole un auteur, qui, prenant quelquefois un membre de phrase séparément, sans se donner la peine de rapporter ce qui précède ou ce qui suit, peut faire tomber dans des méprises propres à donner aussi mauvaise opinion de celui qui les perpétue que de celui qui le premier les a commises.

De toutes ces expressions, il n'en est pas qui ne soit plus ou moins propre à désigner le vice dont j'ai à étudier les tristes conséquences, et je ne me serais pas écarté de la route commune si je n'y eusse été contraint par des circonstances indépendantes de ma volonté. Obligé de chercher un titre nouveau, j'ai cru devoir en former un, et en me servant du mot *chiromanie*, qui exprime assez bien le sens du sujet, je crois avoir atteint le but que je m'étais proposé.

2. Ce vice, qui du reste peut avoir été connu de toute antiquité, exerce sa terri-

ble influence sur les deux sexes, particu-
lièrement à cette époque de la vie où les
organes génitaux sont encore dans un état
qui ne leur permet pas de répondre au
grand acte de la génération. Quoique généralement contractée dans la jeunesse, la
masturbation peut néanmoins se développer dans l'âge adulte; il n'est pas rare aussi
de voir cette funeste passion suivre les hommes dans les diverses périodes de la vie, et
devenir un besoin pour eux. D'après cela,
il m'est facile de diviser les causes qui peuvent donner naissance à la chiromanie en
deux grandes classes : la première comprendra celles qui dérivent du genre de vie
que mène la jeunesse et de son éducation;
la seconde contiendra celles qui sont dépendantes de la dépravation des mœurs et
de la corruption des hommes. Dans le premier ordre, nous trouverons les causes qui
peuvent faire naître l'habitude de la chiromanie; et dans le second, celles qui peuvent l'entretenir.

CHAPITRE I.

Plusieurs auteurs ont regardé comme une des causes les plus propres à donner naissance au vice dont je m'occupe le développement de l'excitabilité nerveuse qui invite l'impubère, par une inquiétude vague, à apaiser la stimulation occasionnée par la présence du sperme dans les vésicules séminales, en portant les mains sur les organes génitaux, et à découvrir par-là un secret qu'il eût dû ignorer toute sa vie. Je sais qu'il survient une époque de la vie où les organes de la génération jouissent d'une sensibilité plus grande, et cela, pour exemple, lorsque l'union des deux sexes peut avoir lieu ; mais encore ce n'est pas là une cause assez puissante pour faire naître le vice de la chiromanie chez quelqu'un qui n'en aura aucune connaissance. Ainsi, prétendre que c'est pour apaiser un besoin provoqué par la présence du sperme dans les vésicules séminales que l'enfant se livre à la chiromanie, c'est avancer une chose aussi difficile à expliquer qu'elle peut devenir nuisible. Comment veut-on que des enfans soient tourmentés d'un besoin qui n'existe pas chez eux? Je ne dis pas que, dans un âge plus avancé, on ne voie point de malheureux jeunes gens se livrer à ce vice par nécessité ; mais encore cette nécessité, si toutefois cela en est une, n'est que la suite nécessaire de l'habitude qu'ils en ont contractée étant jeunes. « De tous les ennemis qui peuvent attaquer un jeune homme, a dit J. J. Rousseau (Émile, liv. III), et le seul qu'on ne peut écarter, c'est lui-même. Cet ennemi pourtant n'est dangereux que par notre faute, car c'est par la seule imagination que s'éveillent les sens ; leur besoin proprement dit n'est pas un besoin physique ; il n'est pas vrai que ce soit un vrai besoin. Si jamais objet lascif n'eût frappé nos yeux, si jamais idée déshonnête ne fût entrée dans notre esprit, jamais peut-être ce prétendu besoin ne se fût fait sentir à nous, et nous serions demeurés chastes sans tentation, sans effort et sans mérite. » Il en est de même d'une foule d'autres circonstances que les auteurs ont regardées comme pouvant faire naître le vice de la chiromanie; ainsi, les spectacles lascifs, des lectures obscènes, la société des femmes, la vue de tableaux voluptueux, etc., tout cela peut fort bien entretenir l'habitude de la chiromanie, mais il est rare pourtant qu'on puisse en faire dériver l'origine; c'est dans l'éducation de la jeunesse, dans les grands établissemens, dans les colléges, dans les pensionnats, que nous allons trouver les circonstances les plus propres à son développement.

3. Les premières leçons que prennent les garçons dans les colléges et les filles qu'on élève dans les couvens, les seules qui fructifient sont celles du vice, et ce n'est pas la nature qui les corrompt, c'est l'exemple. Que de choses renfermées dans ce peu de paroles de l'éloquent J. J. Rousseau (Émile, liv. III)! Que l'on ne croie pas, en effet, que ce soit au sein de sa famille qu'un enfant acquiert la connaissance de la chiromanie. Non, ce n'est le plus communément que lorsqu'il est conduit dans un établissement consacré

à l'éducation qu'il est à même de l'acquérir. Je sais fort bien que les personnes chargées de la première éducation, qui presque
toujours se fait sous les yeux des parens,
peuvent, par leurs mauvais exemples, ou
par des attouchemens indiscrets sur les organes génitaux de l'un et de l'autre sexe,
faire développer chez les enfans les premiers
germes de la chiromanie; mais ce sont là
des cas trop rares pour que je croie devoir
m'y arrêter plus long-temps. C'est, je le répète, dans l'éducation que reçoit la jeunesse, dans ses passions, dans ses mœurs,
dans le régime de vie qu'elle suit, que nous
allons trouver les causes principales de sa
dépravation.

4. D'abord, je commence par dire que
l'éducation que l'on donne à la jeunesse
est mauvaise, en ce que, de nos jours surtout, on s'occupe plus de l'éducation morale que de l'éducation physique. On veut
faire briller l'esprit de bonne heure au détriment du corps. Insensés que vous êtes !
Ces connaissances, ces lumières dont vous
vous enorgueillissez tant, n'ont été acquises

qu'au préjudice de la santé! Ce n'est pas sans raison que J. J. Rousseau, qu'on ne saurait trop citer lorsqu'il s'agit de l'éducation de la jeunesse, voulait que son élève n'acquît aucune connaissance avant l'âge de douze ans. Selon lui, la première éducation doit être purement négative, pour les motifs qu'il expose avec tant d'éloquence. «Le plus dangereux intervalle de la vie humaine est celui de la naissance à l'âge de douze ans. C'est le temps où germent les erreurs et les vices sans qu'on ait encore aucun instrument pour les détruire, et quand l'instrument vient, les racines sont si profondes, qu'il n'est plus temps de les arracher. Si les enfans sautaient tout d'un coup de la mamelle à l'âge de raison, l'éducation qu'on leur donne pourrait leur convenir; mais, selon les progrès naturels, il leur en faut une toute contraire. Il faudrait qu'ils ne fissent rien de leur âme jusqu'à ce qu'elle eût toutes ses facultés; car il est impossible qu'elle aperçoive le flambeau que vous lui présentez tandis qu'elle est aveugle, et qu'elle suive dans l'immense plaine des

idées une route que la raison trace encore
si légèrement pour les meilleurs yeux. »
(Émile, liv. ii.) Que conclure de là? me
dira-t-on peut-être. Ne vaut-il pas mieux
jouir de bonne heure des bienfaits d'une
éducation libérale que de passer son temps
à s'occuper du physique? Non, certes; il
doit y avoir en tout un juste milieu, et l'on
ne doit pas plus négliger le physique pour
le moral que le moral pour le physique.
Loin de moi l'intention de vouloir conseiller d'élever les enfans dans l'ignorance;
laissons un soin aussi méprisable à ces gens
qui, toujours effrayés des progrès des lumières, passent leur vie à faire l'apologie de
l'*obscurantisme*, pensant sans doute parvenir plus facilement par-là au but vers lequel
ils tendent, et qui serait de ramener les
hommes à cet état de servitude dont les
lumières les ont retirés.

Je dis que toute éducation qui tend à
sacrifier le physique au moral est mauvaise
et nuisible à la société par les conséquences
qui s'ensuivent, et qui influent plus qu'on
ne pense au développement de la chiroma-

nie. C'est par suite de cette méthode que la majorité des enfans, renfermés (généralement de trop bonne heure) dans les établissemens consacrés à leur éducation, habitués de bonne heure à ne vivre que de leurs auteurs, et à passer les momens consacrés au repos à s'entretenir sur leur compte, prennent naturellement en aversion, n'étant pas forcés de s'y livrer, les jeux qui devraient remplir leurs momens de récréation. C'est dans ces momens de délassemens, surtout dans les établissemens nombreux, que se forme cette intimité de jeunesse qui porte les enfans à se confier jusqu'au moindre secret. On aime alors la solitude, pour s'y instruire mutuellement sur des objets plus ou moins propres à hâter le moment fatal qui doit les conduire à trouver, selon eux, un délassement à leurs occupations. Eh ! quel délassement ! le vice de la chiromanie ! Si de bons principes hygiéniques concernant l'exercice étaient mis en pratique auprès de cette jeunesse, que le désœuvrement porte ainsi à des actes honteux, on ne serait pas témoin de cette

foule d'obscénités qui se passent dans tous
les établissemens publics sous les yeux
même des personnes chargées de surveiller,
qui, sous prétexte d'éviter le scandale,
laissent germer le mal. On me dira peut-
être qu'il existe une foule de jeux auxquels
peut se livrer la jeunesse ; la preuve, c'est
qu'on voit beaucoup d'enfans jouer, sau-
ter, etc., et très-bien se porter. D'accord :
mais combien n'y en a-t-il pas d'autres qui,
naturellement apathiques, tiennent fort peu
à s'amuser aux momens de récréation, ne
sachant pas ce qui pourrait leur en arriver
d'utile, et ne s'y voyant pas contraints, ai-
mant mieux vivre solitaires, sans cesse
fuyant les plaisirs de leur âge, pour se livrer
plus librement à leurs méditations obscènes,
en attendant le moment favorable à l'exécution de leurs projets ! Si de bons règle-
mens hygiéniques, je le répète, étaient
mis en pratique auprès de la jeunesse,
on ne verrait pas cette foule d'enfans
vivant toujours avec eux-mêmes, re-
cherchant la solitude, et perdant ainsi
des momens qui, bien employés, eussent

pu servir à la conservation de leur santé.

Voilà déjà une circonstance favorable au développement de la chiromanie, dépendante du désœuvrement de la jeunesse dans les établissemens consacrés à l'éducation, où l'on ne connaît qu'un ou deux genres d'amusemens, qui ne conviennent pas à tous les caractères, et où nul exercice utile à la santé n'est mis au rang des occupations ordinaires. Cette inaction où on laisse les jeunes gens influe beaucoup sur le développement de la chiromanie, et peut produire les plus graves inconvéniens; ainsi, par exemple, en supposant même qu'elle ne servît pas à faire naître l'habitude des pollutions volontaires, n'est-ce pas elle qui est cause de cet amaigrissement, de cette pâleur et de cette mauvaise santé où sont plongés les jeunes gens qui ne prennent aucun exercice! Mais laissons ce sujet; nous y reviendrons dans la troisième partie, en parlant de l'importance de la gymnastique.

5. Passant à d'autres causes propres à faire naître l'habitude de la chiromanie, et

dépendantes toujours des vices inhérens au mode actuel d'éducation, nous trouvons une cause bien puissante du développement du vice dont il est question dans un des modes de punition que l'on inflige à la jeunesse ; je veux parler de l'habitude que l'on a d'enfermer les enfans dans des petites cellules, afin de leur faire subir ce qu'on nomme les arrêts. C'est, je n'en doute pas, dans ces lieux où la plupart des jeunes gens commencent à se masturber. Que l'on se figure, en effet, un enfant renfermé quelquefois pour plusieurs jours et plusieurs nuits dans une petite cellule qui, pour l'ordinaire, se trouve placée sous les combles du bâtiment, d'où il ne peut avoir aucune communication avec les objets extérieurs, et d'où il ne peut être aperçu de personne dès que la porte est fermée ; le désespoir doit nécessairement s'emparer de son âme, et l'inviter à chercher quelque moyen plus ou moins propre à dissiper son ennui. Livré à tous les dérèglemens de son imagination ardente, ce malheureux trompe le temps par un moyen aussi per-

nicieux à sa santé que peu propre à satisfaire ses sens: Aussi, quand il sort de cet
endroit, sa santé est-elle le plus souvent
altérée. J'ai connu, dans un des grands colléges de Paris, plusieurs jeunes gens qui
m'ont avoué n'avoir appris à se masturber
que dans ces lieux dont je viens de parler,
et qui même s'y faisaient souvent renfer-
mer pour pouvoir plus à leur aise se livrer
à leur fatale passion. Osera-t-on nier ce
que j'annonce? Osera-t-on me dire que ces
lieux sont nécessaires dans les grands établissemens? Je répondrai qu'on peut fort
bien s'en passer, et qu'il n'y a que des personnes ignorantes sur les faiblesses de la
jeunesse qui puissent en préconiser les
avantages. Sans parler des actes de désespoir auxquels ce mode de punition a porté
plusieurs jeunes gens, puisqu'on en a vu
y mettre fin à leur existence, je dirai que
c'est un système aussi faux que nuisible
à la santé de la jeunesse. Si l'on ne faisait
que priver les enfans de leur liberté, et
leur imposer une tâche manuelle, sans les
forcer d'y passer les nuits et les priver des

premières choses utiles à l'existence des hommes, de la nourriture, on pourrait peut-être passer sous silence ce genre de punition; mais malheureusement il n'en est pas ainsi. Ces lieux, je le répète, ne sont bons qu'à inspirer à ceux qu'on y renferme des idées propres à leur faire découvrir le secret de la chiromanie, ou qu'à perpétuer ce vice, s'ils en ont déjà contracté l'habitude. Si j'ai parlé des inconvéniens attachés à un mode semblable de punition, c'est seulement dans l'espoir d'y voir apporter quelques modifications, si l'on ne veut pas toutefois en abolir l'usage. J'aurai soin de revenir sur ce sujet dans la troisième partie de cet ouvrage.

6. Une autre cause, non moins puissante que les précédentes, c'est le mauvais exemple; rien ne peut lui résister. C'est par lui que beaucoup de jeunes gens se laissent instruire, et deviennent corrompus; c'est surtout dans les grandes réunions que le mauvais exemple fait le plus de victimes, et cela sans qu'on puisse trop y remédier. Si les jeunes gens entraient en

nombre déterminé dans un établissement, tous ayant à peu près le même âge, et devant faire ensemble leur éducation, on pourrait peut-être, par une sage prévoyance, écarter ceux d'entre eux qui, par leur mauvaise conduite, seraient le plus portés à corrompre leurs condisciples, et par-là prévenir beaucoup de déréglemens; mais il n'en est pas ainsi. Chaque année il arrive des enfans qui n'ont pas la moindre idée du vice, et qui, mêlés et confondus avec des jeunes gens plus vieux, et souvent corrompus, finissent par perdre leur vertu; aussi n'est-il pas rare de voir beaucoup de novices être initiés, à leur arrivée dans un grand établissement, par les soins obligeans de quelques perfides amis, qui, abusant de l'innocence de leurs jeunes condisciples, en font souvent l'instrument de leur passion honteuse. Combien ne voit-on pas d'enfans jouissant d'une bonne constitution et ignorant les moyens de l'altérer être tirés de leur état d'innocence par de vils corrupteurs, qui, par leur exemple, les conduisent à contracter l'habitude de la chiromanie ! C'est par le mauvais exemple que sont corrompus la plupart de ces enfans qui entrent pour la première fois dans un établissement public pour y venir chercher l'instruction , le plus souvent aux dépens de leur santé. Combien de jeunes gens , revenus de leur erreur , m'ont avoué n'avoir connu le vice honteux de la chiromanie que par suite des mauvais exemples qu'ils avaient eu sous les yeux dès leur entrée au collége. Combien d'enfans , sortant pleins de vie des mains de leurs parens , qui les envoient avec trop de sécurité dans ces grands établissemens renommés pour les bonnes études qu'on peut y faire , perdent en peu de temps cette fraîcheur , signe certain de leur innocence , dès qu'ils y sont entrés. Comment veut-on aussi que des enfans sans expérience ne se laissent pas séduire par l'exemple de quelques mauvais sujets , qui , sans respect pour la morale , se livrent à leur passion déréglée dans les lieux les plus fréquentés ? Comment veut-on que ces mêmes enfans ne se laissent pas corrompre lorsqu'ils voient des jeunes condisciples faire un trafic honteux de leur fraîcheur et de leur beauté ? Comment résister quelquefois aux menaces d'un aîné, qui, vous faisant son complice, vous force souvent à lui servir d'instrument? N'est-ce pas là de ces choses qu'il faut avoir vues pour oser y ajouter foi? Quelques personnes ne voudront peut-être pas y croire; mais rien n'est pourtant plus vrai. Ce qu'on ne concevra pas, c'est que de semblables abus, que j'oserais volontiers qualifier du titre de crimes, puisqu'il n'est rien moins que question de violences exercées par le plus fort, soient tolérées dans les établissemens les mieux dirigés, et qu'on fasse semblant de ne pas s'en apercevoir. Que de maux on préviendrait si on savait éliminer ces êtres aussi abjects que méprisables qui se font ainsi un plaisir de corrompre la jeunesse! Mais en voilà bien assez sur ce sujet; la raison répugne à s'y arrêter plus long-temps.

7. Telles sont à peu près les circonstances les plus propres à faire naître le vice

de la chiromanie dans nos grands établissemens; il en est pourtant encore quelques autres qui, quoique d'un moindre intérêt en apparence, ne laissent pas que de produire de graves inconvéniens. Il est question d'abord de l'usage où on est dans beaucoup d'établissemens publics de permettre à deux amis ou amies de faire lit commun; c'est un abus aussi contraire à la morale qu'à la santé de la jeunesse; je crois qu'on en sentira aisément tous les inconvéniens sans que j'aie besoin d'y insister davantage. Il en est de même du peu de surveillance que l'on exerce sur les jeunes gens dans les endroits retirés, ainsi que dans les lieux destinés au repos. Favorisés par l'obscurité de la nuit, les enfans peuvent se porter aux plus honteux excès, et nuire ainsi au développement de leurs forces. Maintenant je vais passer à l'examen des circonstances les plus favorables au développement de la chiromanie, ainsi qu'à sa propagation, tirées de la corruption des mœurs et des progrès de la civilisation.

CHAPITRE II.

8. De toutes les circonstances les plus favorables au développement et à la propagation de la chiromanie, il n'en est pas dont l'influence soit plus marquée que celle qui dépend de la corruption des hommes. Dans le principe, les besoins de la société furent tels, qu'ils dûrent nécessiter un certain nombre d'actions, d'usages et de mouvemens généraux, qui, exécutés par tous de la même manière, établirent l'harmonie en amenant des habitudes régulières. Ces habitudes ont dû se perpétuer; mais elles ne sont plus ce qu'elles auraient dû toujours être. En faisant des progrès et en éclairant les hommes, la civilisation a dû les conduire à varier leurs goûts, leurs sensations, leurs plaisirs, en leur en fournissant les moyens, et par-là donner naissance à une foule d'abus. En se créant de nouvelles habitudes, les hommes se sont créé aussi de nouveaux besoins; ils ont fondé des institutions et des usages qui, pour la plupart, au lieu de servir à leurs fins, n'ont fait

qu'ouvrir un vaste champ à leurs déréglemens. Le but vers lequel l'homme tend
est sans contredit l'état social, et quoique
certaines personnes se soient efforcées de
prouver que l'état sauvage lui serait plus
favorable que l'état de civilisation, il vaut
encore mieux qu'il supporte les charges de
ce dernier état, qui du moins peut l'éclairer sur ses intérêts, et l'élever au-dessus
des brutes, que celles du premier. Si la civilisation est un bienfait pour les hommes,
il n'est pas moins vrai de dire aussi que de
ses progrès dépend, en grande partie du
moins, la dépravation des mœurs. La vérité de cette assertion paraîtra incontestable si l'on veut réfléchir sur le peu d'habitudes nuisibles à la santé qui gouvernent
les habitans de ces contrées où règne encore la simplicité des premiers âges, en
comparaison de la foule innombrable qui
assiège ceux des pays les plus civilisés. N'en
doutons pas; c'est des progrès de la civilisation que l'on peut faire dériver la corruption des mœurs, l'égoïsme, le luxe et
l'oisiveté, qui, portant les hommes à toute

sorte de débauches, les conduisent à des plaisirs plus ou moins contraires aux inté-rêts de la société. Ainsi n'est-ce pas par suite de la dépravation des mœurs que telle femme, craignant les suites d'une grossesse pénible, évite de remplir les de-voirs que lui impose la nature? N'est-ce pas aussi par suite de la dépravation des mœurs que tel homme, voulant jouir de ses richesses, et craignant d'avoir une nom-breuse famille qui lui en dissiperait une grande partie, fuit les doux liens du ma-riage, et supplée aux plaisirs que nous of-fre la nature par d'autres qu'elle dés-avoue? En amenant la satiété des plaisirs innocens, la débauche conduit à des plai-sirs criminels.

9. Une autre circonstance qui n'est pas moins propre que la corruption des hom-mes à propager ou à faire naître le vice de la chiromanie, c'est la vie monastique. L'homme est à juste titre regardé comme un animal éminemment sociable, et en cette qualité il doit remplir les devoirs que lui impose sa charge de membre de la so-

ciété ; sans quoi il s'expose à manquer aux
vœux de la nature, et à devenir par-là inutile à ses semblables. Ainsi il trompe les
vœux de la nature en se vouant, soit à la
vie monastique, soit au célibat.

Sans vouloir approfondir les motifs qui,
dans les principes des diverses religions,
ont porté à regarder l'instinct reproducteur
comme un moyen de profanation pour la
divinité, puisque ses ministres s'en imposent
la privation, je me contenterai d'observer
que l'esprit monacal peut porter ceux qui
s'y vouent, à des excès aussi nuisibles à leur
santé que contraires à la morale. D'abord
un premier mal attaché à ces établissemens, c'est de ravir à la société ses plus
belles espérances, celles de voir accroître le
nombre de ses membres. Ces asiles, ou-
verts par la religion, sont le tombeau de
milliers d'hommes ; de ces institutions est
née l'horreur du mariage, et de là les plus
funestes effets pour la société.

Mais pourquoi l'homme renonce-t-il ainsi
à la société ? Pourquoi s'impose-t-il le sa-
crifice des devoirs les plus sacrés, ceux de

perpétuer son semblable? Un dépit amoureux, des insinuations perfides portent quelquefois tels individus dans la fleur de la
jeunesse à former des vœux dont ils ne
sentent même pas l'importance. On a vu
aussi des motifs d'intérêt porter des parens
à faire former des vœux à leurs enfans à
un âge où les passions ne parlent pas encore. Ainsi, en France, pendant long-temps
les cadets de famille devenaient les victimes d'une bassesse paternelle. Il est encore
d'autres causes, qu'il n'est pas de mon devoir d'examiner, qui peuvent faire embrasser la vie monastique; mais il est de mon
devoir d'examiner les fâcheuses conséquences qu'elle peut entraîner après elle.

Vouloir surmonter les efforts de la nature, qui nous a donné des organes propres à exécuter ses desseins, c'est s'imposer
une tâche qu'il est très-difficile de remplir,
pour ne pas dire impossible; il n'en est pas
de ce penchant naturel qui porte à l'union
des sexes comme de ces transports de co-
lère ou de la fougue d'un caractère impé-
tueux que peut réprimer la volonté; ce

n'est pas une de ces passions , suites inévitables des modifications que l'état social impose quelquefois à l'économie animale, et qu'une sage prévoyance ou une éducation bien dirigée peut corriger ou prévenir. La continence, ou cet effort par lequel on tâche de résister aux plaisirs de l'amour, est, sans contredit, la loi la plus difficile à suivre, et la plus pernicieuse qui puisse être imposée à ceux qui se vouent à la vie monastique, et cela pour plusieurs raisons. D'abord la société est blessée dans ses plus chers intérêts; ensuite la morale est également offensée par les actes impurs auxquels cette vie peut porter ceux qui sont obligés de la suivre. En créant l'homme, la nature lui a imposé l'obligation de perpétuer son espèce, et à cet effet elle l'a doué d'organes qui, à une certaine époque de la vie, l'avertissent que le temps est arrivé. Alors, vers seize à dix-huit ans, les sexes s'éveillent, et les fonctions, réparties aux organes génitaux, prennent une très-grande influence sur toute l'économie animale; de nouveaux désirs l'engagent impérieusement à remplir une nouvelle fonction , celle de la génération. Nécessairement c'est vouloir troubler les vœux de la nature , que de résister à des besoins qu'elle a créés en nous. Combien il doit être difficile de réprimer un désir que nos organes tendent sans cesse à nourrir! Que de maux doit entraîner dans l'économie animale une continence trop long-temps prolongée!

A combien de désordres n'est pas exposée l'imagination du malheureux qui, par vœu, s'est imposé une continence que ses sens trop éveillés ne lui permettent pas de remplir! La volonté la plus ferme doit nécessairement fléchir sous le joug d'une passion aussi irrésistible ; tous les moyens autres que ceux que nous offre la nature sont propres à la calmer ; il en est de même des suites qu'entraîne le célibat ; la nature je le répète, en créant l'homme, ne lui a pas imposé la triste tâche de soutenir un combat continuel entre la chair et l'esprit Ennemi des mœurs et de la population le célibat le devient aussi de la santé de ceux qui s'y vouent. Quels que soient le motifs qui y portent les hommes, que ce soit le fanatisme ou bien l'intérêt ou l'égoïsme, les suites en sont toujours les mêmes ; forcés de renoncer aux droits de membres de la société, ils sont également forcés de renoncer aux plaisirs qu'offre l'union des sexes, à moins qu'ils ne veulent suivre une vie errante et chevaleresque. Par suite de cette privation volontaire des plaisirs de l'amour, leur imagination les porte le plus souvent à se livrer à des vices honteux, parmi lesquels je place la chiromanie. Ne pouvant satisfaire un besoin impérieux par les moyens approuvés par la nature, ils y suppléent par un acte aussi nuisible à leur santé que contraire aux vœux de cette même nature, qui, en créant les hommes, a voulu qu'ils perpétuassent leur race. Je le répète, rien n'est plus propre à entretenir ou à faire naître le vice honteux de la chiromanie que le célibat et la vie monastique. Ces deux états, en imposant aux hommes la privation des plaisirs de l'amour, les portent à y suppléer par des actes que désavoue la nature.

10. Ce que je viens de dire sur la continence, je puis également l'appliquer à quelques autres circonstances plus ou moins favorables au développement de la chiromanie, dont les effets sont les mêmes ; je veux parler de la confusion d'âge qui existe dans les lieux de détention, dans les maisons de correction, etc. ; mais je ne puis entrer dans de plus longs détails à ce sujet. Qu'il me suffise de noter cette circonstance.

11. Après avoir parlé des causes qui peuvent faire naître la chiromanie, je ne saurais terminer cette partie de mon ouvrage sans parler d'une circonstance non moins propre que les précédentes à entretenir le vice dont il est question ; je veux parler de la vente de certains instrumens inventés par la corruption, et dont le principal avantage est de simuler des organes qu'on n'a pas, et de permettre de se livrer à des excès condamnables. Que quelques malheureux, conduits au dernier degré de leur dérèglement par l'habitude long-temps répétée de la chiromanie, aient eu recours, pour exciter leurs organes, à des

moyens plus ou moins dangereux, cela s'explique jusqu'à un certain point; mais que l'on voie la corruption des hommes créer un genre d'industrie uniquement pour la fabrication de moyens mécaniques propres à procurer des plaisirs déshonnêtes, c'est ce qu'on ne conçoit pas. A quels excès ne peut pas porter la vente de semblables instrumens! Que d'idées criminelles ne peut-elle pas faire naître dans l'esprit des personnes les plus maîtres d'elles-mêmes! Comment se fait-il que, sous les gouvernemens les plus éclairés, on tolère un commerce aussi honteux que nuisible à la société. Mais qu'il me suffise d'avoir signalé une cause aussi nuisible à la santé, sans avoir besoin d'entrer dans aucun détail sur une matière aussi repoussante!

12. Telles sont les causes principales que je regarde comme les plus propres à faire naître ou à entretenir le vice honteux de la chiromanie; les plus funestes, par leurs résultats, sont, je le répète, celles qui proviennent du genre de vie que mène la jeunesse dans les lieux destinés à son

éducation, et de quelques abus, suite inévitable des progrès de la civilisation et de la corruption des mœurs. On pourrait, sans doute, en trouver encore beaucoup d'autres ; mais comme elles peuvent toutes se rattacher à celles que j'ai énoncées, je ne les signalerai pas, et je passe de suite à la seconde partie.

DEUXIÈME PARTIE.

Des maladies produites par la chiromanie.

Il est peu d'auteurs qui n'aient fixé leur attention sur les funestes résultats que traîne à sa suite le vice honteux de la chiromanie. Ils sont si terribles et si nombreux, qu'on aurait lieu de s'étonner qu'ils eussent pu échapper aux observations même les plus superficielles. On trouve dans les écrits des anciens une foule de tableaux représentant les maladies qui sont la suite des plaisirs solitaires. Hippocrate a donné une description des maux produits par la chiromanie sous le nom de *consomption dorsale.* Celse regarde les plaisirs déshonnêtes comme nuisibles aux personnes faibles, et comme affaiblissant leurs forces. Galien a vu beaucoup de maladies nerveuses dépendantes de cette seule cause. Selon Aëtius, tout le corps s'affaiblit, les digestions deviennent pénibles, et il survient une pâleur et une maigreur remarquables. Salmuth dit que deux individus qui s'étaient livrés de bonne heure à la chiromanie étaient devenus fous, et que le cerveau de l'un était si prodigieusement desséché, qu'on l'entendait vaciller dans le crâne. Selon Sanctorius, ce vice produit des chaleurs du foie et des reins, dispose à la pierre, et entraîne la perte ou tout au moins l'affaiblissement de la vue. D'après Lomnius, on en voit résulter des apoplexies, des léthargies, des épilepsies, des pertes de vue, des spasmes, des tremblemens, et toutes les espèces de goutte les plus douloureuses. Selon Boerhaave, on est accablé d'une lassitude perpétuelle, on croupit dans une indolence insurmontable, tous les sens s'émoussent. Blancard a vu des gonorrhées simples, des consomptions, des hydropisies qui dépendaient de cette seule cause. Hoffmann avait aussi remarqué que les personnes qui se livrent à cette infâme passion perdaient peu à peu toutes les facultés de leur âme, surtout la mémoire, et devenaient tout-à-fait inhabiles à l'étude. Kloëhof, dans son ouvrage sur les maladies de l'esprit qui dépendent du corps, dit en avoir vu survenir l'engourdissement et l'affaiblissement des sens, la stupidité, la folie, des évanouissemens et des convulsions. Van-Swiéten dit avoir observé, chez un jeune homme qui s'était livré à de honteuses pollutions, des douleurs vagues et générales, avec une sensation tantôt de chaleur, tantôt d'un froid très-incommode par tout le corps, mais surtout aux lombes ; par suite, il survint un si grand froid dans les membres inférieurs, que la personne affectée se chauffait continuellement auprès du feu, même pendant les plus grandes chaleurs. Haller et Sauvages ont vu survenir une roideur générale des muscles du corps, avec perte de sentiment. Voici comment s'exprime Campe, célèbre auteur allemand. « On n'a pas besoin de grandes réflexions pour se convaincre combien le vice de la chiromanie est contraire aux vœux de la nature. La constitution de notre corps et le développement encore imparfait de ses organes

3

dans un âge peu avancé, ne me permettent pas de douter du mal irréparable que ce vice entraîne après lui. Dès-lors la nature ne fait plus rien pour le perfectionnement du corps; elle abandonne son ouvrage, qui languit et dépérit; les alimens que le corps prend pour sa conservation, n'étant point digérés convenablement, ne fournissent plus de sucs restaurateurs, mais produisent des humeurs viciées qui engendrent mille maladies, et deviennent même un nouveau stimulant pour ce vice honteux; aussi la santé, ce bien inestimable, sans lequel il ne peut exister de bonheur, est bientôt détruite. Je n'ai jamais pu voir sans indignation des enfans mutiler, de gaîté de cœur, de jeunes arbrisseaux qui venaient de s'élancer, pleins de vigueur, du sein maternel de la terre; mais mon cœur s'est brisé lorsque j'ai vu de jeunes enfans, se mutilant de leurs propres mains, détruire ainsi le plus bel ornement de la création. J'ai souvent vu ce qui les fit tomber toujours plus profondément dans le vice, parce que leur propre société était pour eux la plus dangereuse. » Je n'en finirais pas si je voulais citer tous les auteurs qui ont parlé des suites funestes de la chiromanie; qu'il me suffise de dire que, depuis Hippocrate jusqu'à nous, il n'est peut-être pas un médecin qui n'ait eu occasion de signaler les dangers et toutes les tristes conséquences des pollutions volontaires, et de se convaincre combien sont à plaindre les malheureux qui sont en proie à une habitude aussi pernicieuse.

Les accidens qu'entraîne la chiromanie ont été tracés, je le répète, par une foule d'écrivains; mais tous ont suivi un ordre qui ne leur a pas permis de remplir la tâche qu'ils s'étaient imposée. Les uns ont tracé des observations qui se rattachent plus spécialement aux dérangemens de telle fonction; d'autres ont décrit des symptômes généraux; mais nul d'entre eux n'a fait une description complète des phénomènes morbides qui sont la suite de la chiromanie; nul, que je sache, n'a adopté un ordre physiologique. Tissot lui-même, dont l'ouvrage est pourtant le plus régulier et

le plus estimé de tous ceux qui ont paru
sur le même sujet, s'est écarté de toute
espèce de classification. Pour moi, guidé
par les principes de la physiologie, je dé-
crirai aussi les nombreuses affections produites par les plaisirs solitaires, et je les
diviserai en trois sections : la première
comprendra les dérangemens qui surviennent dans les fonctions de la vie de nutrition ; la deuxième, ceux qui se développent
dans celles de la vie de relation ; la troisième, ceux qui surviennent dans celles
de la vie de reproduction. Enfin, dans une
quatrième section, je donnerai l'explication la plus simple et en même temps la
plus conforme à l'état actuel des sciences
médicales, de tous les accidens que fait
naître le vice honteux de la chiromanie.

CHAPITRE III.

*Effets de la chiromanie sur les fonctions de la
vie de nutrition.*

On donne le nom de *vie de nutrition* à l'ensemble des fonctions communes au vé-
gétal et à l'animal, par lesquelles ils vivent

et croissent, et qui se composent d'une série de phénomènes d'assimilation et d'excrétion. Par elles, nous transformons sans
cesse en notre propre substance les molé-
cules des corps introduits dans notre économie, que nous rejetons ensuite lorsqu'elles nous sont devenues hétérogènes.
C'est de la bonne harmonie de cette classe
de fonctions que dépend en grande partie
la vie; si l'une d'elles s'exécute mal, les
autres s'en ressentent; de là des dérangemens notables dans toute l'économie animale. Exposées sans cesse à une foule de
modificateurs plus ou moins nuisibles,
elles sont rarement dans un exercice régulier; leurs dérangemens sont ordinairement graves, vu qu'ils attaquent la vie
dans sa source. Les suites qu'entraîne la
chiromanie, dans cette classe de fonctions
qui se compose de la digestion, de la respiration, de la circulation, de l'absorption
et des sécrétions, sont terribles par leurs
effets. Elles s'annoncent par une pâleur et
une maigreur qui font toujours des progrès; les lèvres et les gencives sont décolo-

rées, les pommettes saillantes, les joues creuses ; il survient par degrés une consomption générale, qui s'annonce par des dévoiemens continuels, des palpitations du cœur, des défaillances, de la toux, une fièvre lente, des sueurs colliquatives, qui ne tardent pas à éteindre les derniers souffles de la vie. Je vais entrer dans quelques détails, et signaler les maladies qui attaquent ces diverses fonctions.

13. En commençant par la digestion, je dirai que c'est l'une de celles qui reçoivent le plus d'atteinte de l'habitude de la chiromanie. Il survient des digestions pénibles, par suite de phlegmasies chroniques développées dans l'estomac, qui s'annoncent par l'amertume et l'empâtement de la langue, la sécheresse de la bouche, des hoquets, des rapports, des envies de vomir, et quelquefois même par des vomissemens.

Au lieu d'observer les phénomènes qui se passent dans l'état de santé, on voit se développer, chez les personnes qui se livrent à des plaisirs solitaires, un appétit

vorace; la soif est souvent ardente; les
dents sont gercées et couvertes d'un enduit
jaunâtre, les gencives sont blafardes et sans
consistance; l'abdomen perd la souplesse
dont il jouit lorsque les organes qu'il contient exécutent bien leurs fonctions. Il survient des douleurs à l'épigastre, qui font
beaucoup souffrir les malades quand ils
ont pris quelque nourriture, et au point
qu'ils ne peuvent rester assis après leurs
repas sans être exposés à avoir des renvois
qui sont tantôt gazeux et d'une odeur d'hy-
drogène sulfuré, et tantôt liquides et d'une
saveur âcre; les alimens introduits dans
l'estomac n'éprouvent qu'une légère modi-
fication, et sont souvent rejetés tels qu'ils
y étaient entrés. Par suite de ce manque
d'élaboration qu'éprouvent les substances
alimentaires, les malades sont dans l'impossibilité de réparer leurs pertes; aussi,
je le repète, voit-on se développer une
faim vorace, qui ne tarde pas à être suivie
d'une consomption générale, qui s'annonce
par une maigreur qui tend toujours à faire
de nouveaux progrès.

Pour ce qui est des dérangemens qu'on observe dans le tube intestinal, ils sont toujours dépendans de la même cause, de l'irritation sympathique produite par le trop grand exercice imprimé aux organes génitaux dans l'acte de la chiromanie. Ils s'annoncent par des borborygmes (bruit que produisent dans l'abdomen les gaz qui y sont contenus), dont le développement est la suite de tuméfactions du ventre produites par la distension gazeuse de quelque point du canal intestinal. Il se développe quelquefois des constipations opiniâtres; mais il est plus commun de voir survenir des diarrhées colliquatives, qui finissent souvent par épuiser les malades et les conduire au tombeau, lorsqu'ils ne cessent pas de se livrer à leur infâme passion. Ces dévoiemens sont presque toujours accompagnés de douleurs dans l'abdomen et d'un besoin continuel d'aller à la selle, avec impossibilité d'y satisfaire, et qui est suivi de chaleur et de cuisson autour de l'anus. D'après le récit de plusieurs malades, il n'est rien de plus douloureux que

ces épreintes, qui deviennent souvent con-
tinues, comme le prouve l'observation
suivante. Un jeune homme, maintenant
revenu de son égarement, m'a avoué que,
quand il se livrait à la chiromanie (quelque temps avant qu'il n'en perdît l'habitude), il était presque toujours sûr que
cet acte serait suivi d'une diarrhée colli-
quative accompagnée de ténesmes si douloureux pour lui, que cette circonstance
contribua beaucoup à lui faire abandon-
ner sa funeste passion. Dans cet état aussi
douloureux que désespérant, les excrétions
sont quelquefois si fréquentes, qu'il n'y a
pas d'intervalle entre elles. Plusieurs malades passent des jours entiers à satisfaire
à ce besoin impérieux. Combien de jeunes
gens, dans ces momens de souffrance, ab-
jurent leur erreur! Souvent cette excrétion alvine a lieu sans que le malade s'en
aperçoive, et finit par devenir permanente.

Tous ces dérangemens, qui consistent
dans le trouble des fonctions de l'estomac
et du tube intestinal, ne sont pas les seuls
qui attaquent les organes de la digestion;

il survient aussi des obstructions intesti-
nales, des squirrhes au pylore, des abcès
au foie, des phlegmasies chroniques, qui,
s'opposant, je le répète, à l'élaboration des
alimens introduits dans le canal digestif,
ne tardent pas à conduire les malades à
un-dépérissement qui souvent les entraîne
au tombeau, après les avoir fait passer par
une série de souffrances que l'esprit peut
à peine concevoir.

14. Les organes de la respiration sont
aussi en proie à des dérangemens qui ne le
cèdent en rien à ceux dont je viens de
parler. Ainsi la poitrine, au lieu de s'élar-
gir et de se développer, devient resserrée,
et par suite la respiration gênée, souvent
au point que les malheureux qui ont contracté l'habitude de la chiromanie ne peuvent se livrer à quelque occupation sans
être aussitôt essoufflés. Ils ressentent des
douleurs dans le dos, le long de la colonne
dorsale et entre les épaules. Ils sont sans
cesse affectés de dyspnée, qui, par la crainte
où ils sont de se voir à chaque instant suf-
foqués, les prive du sommeil. Quelquefois

il y a réellement menace et danger de suffocation, et la respiration devient si gênée,
que les malades sont obligés de se tenir
sur leur séant, et de dilater le thorax
en élevant les côtes.

La phthisie pulmonaire est sans contredit un des plus graves accidens que puisse
faire naître l'habitude de la chiromanie,
puisque l'on peut sans exagération attribuer à ses ravages la principale cause de
la mortalité chez les enfans et les adolescens. Combien de fois n'a-t-on pas expliqué le développement de cette terrible
maladie chez les enfans par l'hérédité,
lorsqu'on n'aurait dû en rechercher les
causes que dans les effets des plaisirs déshonnêtes ! Pour moi, je regarde la chiromanie comme étant une des causes les plus
propres à faire naître les maladies de poitrine, à cet âge surtout où les organes du
corps, n'étant qu'imparfaitement développés, se prêtent sans résistance à l'action
de modificateurs étrangers.

Suivant Sydenham, les organes de la
respiration sont les plus faibles de tous

ceux de l'espèce humaine; les deux tiers des individus de cette espèce périssent par des maladies de ces organes. Or, l'époque à laquelle les jeunes personnes contractent et se livrent à la chiromanie est ordinairement celle où la poitrine et les organes qu'elle contient sont dans leur période de développement, et dès-lors jouissant de la plus grande susceptibilité à être affectés.

Marc-Antoine Petit, de Lyon, regardait la phthisie pulmonaire, qui semble faire des progrès en raison de la corruption des mœurs, comme puisant sa fatale source dans l'habitude de la chiromanie.

Tissot, qui a publié une dissertation sur les maladies qui en sont la suite, avoue qu'en composant son ouvrage il a espéré arrêter les progrès d'une consomption plus ravageante peut-être que la petite-vérole; maladie qui, du temps de ce médecin éclairé, faisait une foule de victimes.

« Combien de jeunes personnes, dit M. Portal, dans son livre sur la phthisie pulmonaire, n'ont pas été malheureusement victimes de leur fatale passion! Les médecins en voient tous les jours qui restent imbécilles ou tellement énervées dans le physique et dans le moral, qu'elles ne traînent plus qu'une misérable existence; d'autres périssent dans le marasme, et plusieurs d'une vraie phthisie pulmonaire. »

Que de choses j'aurais à dire ici si je voulais décrire en détail tous les maux qui affectent les organes de la respiration ! Qu'il me suffise de répéter que la chiromanie est une des causes les plus propres à faire naître la phthisie pulmonaire, qui, étant l'affection la plus grave des poumons, fait supposer l'existence antérieure d'autres maladies qui, quoique moins graves, ne laissent pas que d'être accompagnées de beaucoup de dangers. Toutes ces affections sont ordinairement suivies d'une expectoration de matière tantôt séreuse (dans le début de la maladie), et tantôt muqueuse, d'une consistance plus considérable et d'une couleur plus opaque. Quelquefois les crachats sont mêlés de sang ou de pus, et contiennent de petits tubercules, produit de l'inflammation du tissu propre des poumons;

ces crachats, qui diffèrent selon le degré de l'affection, proviennent d'une sécrétion morbide qui a lieu dans la membrane muqueuse; souvent cette sécrétion, au lieu d'être d'un mauvais augure, forme le meilleur prognostic que l'on puisse porter sur l'issue de la maladie; c'est dans le cas où elle est le produit de la fonte ou de l'ulcération des tubercules développés dans le tissu pulmonaire. Outre l'expectoration, il peut se développer aussi de la toux, qui devient quelquefois sèche et opiniâtre; elle est accompagnée de rougeur de la face, de larmoiement, de maux de tête, du gonflement des veines du cou, d'envies de vomir, de vomissemens même, enfin d'une commotion générale qui, affaiblissant beaucoup les malades, finit par les conduire, avec tous les symptômes précédens, à un marasme effrayant, prélude presque toujours certain d'une mort prochaine.

15. L'appareil circulatoire éprouve aussi, par suite de l'habitude de la chiromanie, quelques changemens dignes de fixer un instant notre attention; la fonction qui lui

est répartie consiste, dans l'état de santé, en un mouvement régulier des liquides, progressivement portés de toutes les parties du corps vers le cœur par les veines et les vaisseaux lymphatiques, et poussés du cœur à toutes les parties du corps par le moyen du système artériel. Ce mouvement circulaire peut être modifié par une foule de circonstances ; mais ici, je n'ai à parler que de l'influence que peuvent exercer sur lui les plaisirs solitaires.

Pour commencer par les phénomènes les plus sensibles, je dirai que l'acte contre nature dont j'examine les conséquences a pour effet constant d'accélérer le cours du sang dans tous ses canaux, et de lui imprimer même une direction vers tel ordre d'organes au détriment de tel autre. Les battemens du cœur se font quelquefois entendre d'une manière étonnante, et quelquefois aussi on ne les entend presque pas. L'habitude de la chiromanie peut faire naître des palpitations et des anévrismes du cœur. Le pouls est ordinairement assez irrégulier. Quant aux affections des veines et du système capillaire, elles consistent en un manque de vitalité qu'éprouvent plusieurs parties du corps, telles surtout que les membres inférieurs, où l'on voit se développer des tumeurs froides, des engorgemens scrophuleux, des engelures, etc. Ces dérangemens s'observent avec des taches livides et des marbrures sur la peau; il survient aussi des varices, des engorgemens du système lymphatique, des hémorrhagies passives et des hydropisies; enfin l'habitude d'exciter trop souvent les parties génitales peut provoquer un afflux permanent du sang vers quelques organes, tels que ceux de la génération et des facultés intellectuelles, et produire par-là des centres d'irritation capables d'occasionner des accidens fort graves.

16. Pour ce qui est de l'influence morbifique qu'exerce l'habitude de la chiromanie sur les organes absorbans et les membranes exhalantes, elle mérite également de fixer un instant notre attention. Ainsi, pour commencer par le système absorbant externe, on voit quelquefois, par suite de

cette habitude, la peau se couvrir de dartres. M. Richerand rapporte à cet effet, dans sa *Nosographie chirurgicale*, un cas bien remarquable et très-propre à démontrer le pouvoir que peut exercer cette funeste passion sur la production de ces exanthèmes. Une femme poussait très-loin l'abus de la chiromanie, tout en ayant une dartre sur la figure ; fatiguée de l'abstinence qu'on lui avait prescrite, elle se livra de nouveau à sa passion honteuse : les taches, qui étaient disparues, reparurent, et ne se dissipèrent que par un régime et des médicamens appropriés. Enfin sa vanité étant intéressée à prévenir le retour des taches, dont sa peau très-blanche se trouvait horriblement enlaidie, elle surmonta le penchant qu'elle avait à se livrer à des plaisirs solitaires. On voit aussi s'élever sur la peau du visage, au front et au menton principalement, des éruptions, tantôt sous la forme de pustules, tantôt sous la forme de boutons, qui passent à l'état de suppuration, et laissent sortir de leur partie centrale une matière blanche et d'apparence caséeuse. Quant aux

dérangemens qu'éprouve le système absorbant interne, ce que j'aurais à en dire ne
diffère en rien de ce que j'ai déjà dit relativement à la digestion, c'est-à-dire que les
alimens introduits dans le tube digestif n'é-
prouvent aucune élaboration par suite des
affections chroniques qui surviennent aux
organes de la digestion.

Les exhalations qui se font sur la surface
de la peau ou des membranes muqueuse
et séreuse peuvent être augmentées ou di-
minuées par suite de la chiromanie, en
raison du plus ou moins d'irritation produite par cette funeste habitude.

17. Les organes sécréteurs et excréteurs
sont soumis aussi à quelques modifications
morbifiques qu'il importe de noter. Ainsi,
par exemple, les urines sont souvent troubles et fortement colorées en rouge, par
suite de l'irritation qui se développe dans
les reins et les uretères ; quelquefois elles
sont fort abondantes, et ressemblent beaucoup à celles que rendent les diabéti-
ques. La vessie est aussi exposée à s'enflam-
mer, et à devenir le siége d'une sécrétion

purulente qui affaiblit beaucoup les malades.

Tels sont les dérangemens que produit l'habitude de la chiromanie sur les fonctions de la vie de nutrition; il est facile de voir, d'après ce qui a été dit, qu'ils consistent à en troubler l'ordre régulier, et à s'opposer au développement naturel de nos organes. Aussi ne faut-il pas s'étonner que la nutrition, qui réunit les moyens par lesquels nos corps doivent réparer les pertes qu'ils font, languisse et s'exécute mal, et que par suite il survienne l'atrophie de nos organes.

CHAPITRE IV.

Effets de la chiromanie sur les fonctions de la vie de relation.

Quelque funestes que soient les effets que produit la chiromanie sur les fonctions de la vie de nutrition, ce n'est encore rien à côté de ceux qu'elle produit sur celles de la vie de relation. Dans le premier ordre, elle a pour conséquence de conduire le malade à un marasme très-fâcheux, et dans le second elle l'avilit et le rabaisse au rang des brutes en le privant de ses plus belles prérogatives, de l'intelligence et de la raison. En effet, qu'est-ce que la vie de relation? C'est un ensemble de phénomènes par lesquels l'homme existe hors de lui, comme l'a dit Bichat. Par la classe de fonctions qui constituent cette vie, il établit des relations nombreuses entre lui et les objets environnans; il sent et aperçoit tout ce qui l'environne. Guidé par l'impression de ses sensations, il se meut volontairement, et peut communiquer par la voix les mouvemens qui l'agitent. Cette vie, assemblage merveilleux de phénomènes presque incompréhensibles, se compose de deux ordres de fonctions : le premier comprend celles qui établissent un courant galvanique, si je puis m'exprimer ainsi, de l'extérieur du corps vers le cerveau; le second ordre renferme les fonctions par le moyen desquelles l'impression perçue par le cerveau est transmise de cet organe à ceux de la locomotion et de la voix. L'impression des objets affecte successivement les organes des sens, les nerfs et le cerveau; les premiers reçoivent, les seconds transmettent, et le dernier perçoit cette impression.

Guidé par cette division, que la physiologie doit à l'immortel Bichat, je traiterai successivement, dans cette section, de l'influence qu'exerce la chiromanie sur les sensations et les organes qui servent à les transmettre, sur le cerveau et les fonctions qui lui sont départies. Ainsi, d'après cette division, j'aurai à examiner l'influence morbifique qu'exercent les plaisirs solitaires sur les organes des sens, de la locomotion, de la voix, de la parole, de la sensibilité générale; sur les fonctions de l'esprit, telles que l'intelligence, l'imagination, la mémoire, le jugement; et sur celles de l'âme, telles que l'amour et l'attachement.

On verra dans cette section les muscles devenir flasques et sans consistance, les os se raccourcir après s'être ramollis. On voit aussi survenir, comme phénomènes généraux, le manque d'accroissement, et quelquefois un haut degré de développe-

ment de la charpente osseuse des personnes
qui se livrent à la chiromanie. Les malades
ont les idées plus ou moins embarrassées;
la vue et l'ouïe s'affaiblissent; le sommeil
est troublé par des rêves pénibles; la mémoire se perd; il survient des céphalalgies,
des éblouissemens, des vertiges, la perte
de tous les sens, l'idiotisme, la manie, la
mélancolie, l'hypochondrie, des spasmes,
des convulsions, l'épilepsie; enfin il n'est
pas d'affection du système nerveux à laquelle ne soit exposé le malheureux qui
se livre trop long-temps à des jouissances
criminelles.

18. Parmi les organes des sens, il n'y a
guère que ceux de la vue et de l'ouïe qui
reçoivent, par suite de la chiromanie, une
atteinte digne de fixer notre attention. Ainsi,
pour commencer par la vue, il est rare
qu'elle n'éprouve pas quelque changement
important; elle commence d'abord par
s'affaiblir par degrés; elle montre alors des
objets qui n'existent pas, comme des étin-
celles, que les malades croient avoir devant
les yeux, des mouches, des bluettes, etc.;

d'autres fois les malades croient voir tous les objets qui les environnent revêtus d'une teinte rougeâtre. Mais ces anomalies de la vue n'existent pas toujours seules ; elles sont quelquefois accompagnées de plus grands maux, je veux parler de la perte même de ce sens. Lomnius, que j'ai déjà cité, dans ses commentaires sur le livre de Celse sur la conservation de la santé, dit qu'il survient des pertes de vue par suite des plaisirs solitaires ; les *Mémoires des curieux de la nature* rapportent une observation de perte de vue produite par la même cause ; on en trouve également un exemple dans le *Journal de Vandermonde*.

Pour ce qui est du sens de l'ouïe, il éprouve aussi quelques aberrations, par suite desquelles les malades sont affectés de bourdonnemens et de tintemens dans les oreilles, qui ne laissent pas que d'augmenter le nombre de leurs souffrances. Il n'est pas rare non plus de voir se développer, à la surface de la membrane muqueuse qui recouvre les organes de l'ouïe, une sécrétion morbifique, dont l'écoulement est incommode plutôt par le dégoût qu'il offre que par les infirmités qu'il peut occasionner.

19. Les organes de la locomotion, qui sont, d'une part, les muscles, et de l'autre, les os et leurs dépendances, éprouvent, par suite de la chiromanie, des changemens fort remarquables; l'influence morbifique qu'exerce cette funeste habitude sur les organes du mouvement est on ne peut plus marquée.

Tout le monde sait que l'habitude d'un exercice modéré, et j'entends par-là d'un exercice qui ne dépasse pas nos moyens, donne à l'action musculaire plus de force et de tonicité; cette augmentation de forces dépend de l'accroissement de nutrition qui s'opère dans les muscles exercés; elle est toujours en rapport avec une nutrition plus active de ces mêmes muscles, comme on le voit chez les garçons boulangers, qui ont les muscles de la poitrine et des bras très-développés, par suite de l'habitude qu'ils ont contractée de mouvoir de grandes masses; on observe le même phénomène

(75)

chez les danseurs, qui, habitués par état
à exercer leurs membres inférieurs, les ont
aussi très-développés. Mais si l'habitude
d'un exercice modéré, contracté progressivement, procure aux organes qui en sont
l'instrument un degré d'énergie, et leur
donne la faculté de résister à des efforts
qu'ils n'auraient jamais pu supporter, il
n'en est pas de même de l'habitude d'un
exercice trop long-temps prolongé, et qui
dépasse le degré de nos forces physiologiques ; il s'ensuit d'abord une augmentation
de forces et de volume de l'organe exercé ;
mais ce prétendu surcroît de vitalité est
bientôt suivi d'une atonie générale, qui
s'annonce par la flaccidité des chairs et la
mollesse des muscles.

Ce que je viens de dire s'observe chez les
personnes qui se livrent à la chiromanie,
tant qu'elles ne dépassent pas le degré de
forces physiologiques de leur système locomoteur ; elles ont des muscles assez développés ; mais, dès qu'elles ont dépassé ce
degré de résistance, ce qui varie selon les
âges ; elles éprouvent des changemens fort

4

remarquables dans leur système musculaire ; ainsi les muscles de leurs membres,
qui pendant quelque temps avaient paru
jouir d'un haut degré de vitalité ; tombent,
dès ce moment, dans une atonie qui
devient de plus en plus apparente, et
qui est en raison de la fréquence d'action que l'on imprime à ses organes.
D'après ce principe, on s'explique fort
bien les différences importantes que l'on
observe chez quelques masturbateurs ; les
uns, quoique se livrant souvent à leur passion honteuse, ne dépérissent que peu à
peu, et quelquefois même que d'une manière presque imperceptible ; tandis que
d'autres, qui ne s'y livrent pas plus souvent que les précédens, dépérissent en peu
de temps et d'une manière souvent fort
alarmante. Cette différence d'action de la
chiromanie provient de ce que, chez les
uns, elle ne surmonte qu'imparfaitement
la force physiologique dont sont doués leurs
organes ; tandis que chez les autres, elle
surmonte, sans éprouver de résistance, la
puissance que lui offre leur système loco-

moteur. C'est aussi par le même principe que j'expliquerai pourquoi, chez quelques masturbateurs, on voit le système osseux recevoir un haut degré de développement, tandis que chez d'autres la croissance est souvent arrêtée, et pourquoi ce même système est affecté de plusieurs maladies, telles que le ramollissement et le manque de développement de la substance solide qui le compose. Les os peuvent aussi être affectés de gibbosités, de nodosités, de carie, etc., par suite de la chiromanie.

Boerhaave (institut) a vu un jeune homme attaqué de la consomption dorsale. Il était d'une fort jolie figure, et, malgré qu'on l'eût souvent averti de ne se point trop livrer aux plaisirs, il s'y livra néanmoins, et il devint si difforme avant la mort, que cette grosseur charnue qui paraissait au-dessus des apophyses épineuses des lombes s'était entièrement affaissée. Le cerveau même, dans ce cas, paraît être consumé. En effet, les malades deviennent stupides; ils deviennent si roides, que je n'ai point vu une aussi grande immobilité du corps produite par une autre cause; les yeux mêmes sont si hébétés, qu'ils n'ont plus la faculté de voir.

Un autre phénomène, non moins intéressant à connaître que les précédens, et qui survient au système locomoteur, c'est la rigidité totale de tout le corps, qui s'annonce d'abord par une roideur du cou et de l'épine, et qui gagne ensuite tous les membres. Boerhaave, que je viens de citer, rapporte un cas de cette espèce. Tissot en a également observé un, qu'il a consigné dans son ouvrage sur les maladies produites par la chiromanie, et que je crois devoir me contenter de citer; il s'agit d'un jeune homme qui, quelque temps avant sa mort, fut pris d'une roideur de tous les muscles du corps; il ne pouvait avoir d'autre situation que d'être couché à la renverse dans un lit, sans pouvoir remuer ni les pieds, ni les mains, incapable de tout autre mouvement, et réduit à ne prendre d'alimens que ceux qu'on lui mettait dans la bouche : il vécut quelques semaines dans ce triste état, et mourut ou plutôt s'éteignit presque sans souffrance.

20. Les organes de la voix et de la parole éprouvent aussi, par suite des plaisirs solitaires, plusieurs changemens. Ainsi la voix devient faible et rauque, et domine le plus souvent dans le bas et dans l'aigu ; elle finit même quelquefois par s'éteindre entièrement. Il en est de même de la parole, qui ordinairement est embarrassée et bégayante, et incapable d'acquérir un haut degré d'étendue.

21. Une vérité incontestable, c'est que plus un organe ou un sens recevront des impressions fortes et souvent répétées, plus ils seront exposés à perdre de leur sensibilité ; de même que moins ils seront exercés, plus ils deviendront aptes à recevoir des impressions exquises. Aussi, d'après ce principe, qui se rattache beaucoup à celui que j'ai émis relativement à la locomotion, il est facile de concevoir comment il se fait que l'habitude d'un exercice trop long-temps répété finisse par détériorer et affaiblir les sensations ; tandis qu'elle les perfectionne lorsqu'elle consiste dans la réitération d'impressions dont l'intensité

est graduée et en rapport avec les limites physiologiques de la force individuelle.

Un des effets de la chiromanie sur la sensibilité, c'est de l'émousser et de l'anéantir ; cette diminution s'observe surtout aux organes génitaux, comme le prouve l'observation que je vais rapporter, et où il est question de ce berger de Narbonne chez qui la sensibilité des organes génitaux était tellement anéantie, que pour la rappeler il eut besoin de recourir à un moyen aussi violent qu'inoui, qui changea en lui la douleur physique en plaisir moral.

Gabriel Galien se livra à la chiromanie dès l'âge de quinze ans avec un tel excès, qu'il la réitérait huit fois par jour. Peu de temps après, l'éjaculation devint rare et si difficile, qu'il se fatiguait pendant une heure pour l'obtenir, ce qui le mettait dans un état de convulsion générale, et encore ne rendait-il que quelques gouttes de sang, et point d'humeur séminale. Il ne se servit que de sa main jusqu'à l'âge de vingt-six ans pour satisfaire cette dangereuse passion. Ne pouvant plus ensuite exciter l'éjaculation par ce moyen, il imagina de se chatouiller le canal de l'urètre avec une baguette de bois d'environ six pouces de longueur. L'état de berger, qu'il avait embrassé, lui donnait souvent l'occasion d'être seul et de se livrer facilement à sa passion : aussi employait-il à différentes reprises quelques heures de la journée à se titiller l'intérieur de l'urètre avec sa baguette. Il en fit constamment usage pendant l'espace de seize ans. Le canal de l'urètre devint dur, calleux et absolument insensible. Galien, trouvant alors sa baguette aussi inutile que sa main, se crut le plus malheureux des hommes. Son aversion insurmontable pour les femmes, l'abstinence à laquelle il se voyait réduit, l'érection continuelle qui provoquait sa passion, sans qu'il pût l'assouvir, semblaient en effet justifier son idée. Dans cet état d'effervescence, ce berger ne s'occupait que de la recherche d'un nouveau moyen propre à le satisfaire. Après bien des tentatives infructueuses, il revint à l'usage de la main et de la baguette. Mais, ne rétirant aucun succès de sa conduite, il tira, comme par désespoir, un mauvais couteau de sa poche, avec lequel il s'incisa le gland suivant la longueur du canal de l'urètre. Cette incision lui procura une sensation agréable, suivie d'une éjaculation complète. Enchanté de son heureuse découverte, il la réitéra plusieurs fois. Enfin, donnant tout l'essor possible à sa passion, il parvint, peut-être en mille reprises, à se fendre la verge en deux parties parfaitement égales. Lorsque le sang coulait en abondance, il arrêtait l'hémorrhagie en liant circulairement la verge avec une ficelle.

Ne pouvant plus se servir de son couteau, parce que la section de la verge se portait sur les os pubis, Galien reprit l'usage d'une seconde baguette plus courte que la première; il se l'insinua dans le reste du canal de l'urètre, et, titillant à sa volonté cette partie du canal et les conduits éjaculateurs, il provoquait l'éjection de la semence. C'est ainsi que ce masturbateur s'est amusé les dix dernières années de sa vie. Le 12 juin 1774, il enfonça sa baguette avec si peu de ménagement, qu'elle lui échappa des doigts, et qu'elle tomba dans la vessie. Bientôt après des accidens graves se manifestèrent, tels que douleurs aiguës dans ce viscère, au périnée; difficulté d'uriner, fièvre, pissement de sang, hoquet, vomissement, diarrhée sanguinolente; il fit plusieurs tentatives pour se débarrasser d'un si cruel ennemi; il s'introduisit plus de cent fois le manche d'une cuiller de bois aussi avant qu'il put dans le rectum, et il poussait cette cuiller avec effort de derrière en devant, afin de faire ressortir la baguette; mais le mal était au-dessus des secours qu'il pouvait attendre de lui-même. On l'engagea à rentrer à l'hôpital de Narbonne, où il avait été reçu par trois fois différentes dans l'espace de deux mois et demi, et dont il était sorti sans éprouver de soulagement, parce qu'il ne voulut jamais consentir à ce qu'on le visitât pour connaître la cause de sa maladie. Tourmenté de douleurs affreuses, quoiqu'il prît jusqu'à cent gouttes de liqueur

anodine de Sydenham, il se soumit à l'opération de la taille. Le 6 octobre, il fût
opéré par M. Sernin, chirurgien en chef
de l'hôtel-Dieu de Narbonne. La baguette
était incrustée d'une grosse masse olivaire
de matière calculeuse à l'une de ses extrémités ; l'autre bout était libre de toute in-
crustation. Galien ne mourut que trois
mois après l'opération, par suite d'une
collection considérable de pus verdâtre
qui s'était formée dans un sac développé
entre la plèvre et le poumon droit. » (Chop-
part, *Traité des maladies des voies urinaires*,
tome 2.)

Quelquefois pourtant la sensibilité est
accrue, et les malades éprouvent des four-
millemens et des démangeaisons aux parties génitales, qui sont pour eux la source
d'une foule de souffrances. Mais malgré
cela il ne s'ensuit pas moins, d'après ce
que je viens de rapporter, qu'à mesure
qu'une sensation se répète plus souvent
elle doit faire sur nos organes une moindre
impression, parce qu'il est constant que
la sensation qui nous affecte le plus est

celle qui ne nous a jamais frappés. Ainsi l'effet le plus ordinaire de la chiromanie sur la sensibilité, c'est de l'émousser (quoique quelques auteurs aient avancé le contraire), et cela toujours d'après le principe déjà émis, et que je ne saurais trop répéter, que plus un organe ou un sens recevront d'impressions fortes et souvent répétées, plus leur sensibilité sera exposée à être pervertie, ou même anéantie. Je passe à l'influence que peut exercer l'habitude de la chiromanie sur les fonctions du cerveau et sur les affections de l'âme.

22. Au milieu de tous les désordres que produisent les plaisirs solitaires, il est un organe, non moins important que tous ceux que nous avons examinés jusqu'ici, qui n'est pas épargné, et qui est presque toujours exposé à éprouver des dérangemens fort graves; je veux parler du centre de perception, du cerveau. Les facultés intellectuelles s'affaiblissent, et le travail le plus léger devient bientôt impossible; la mémoire se perd, signe qui n'est pas à dédaigner lorsqu'on veut chercher à décou-

vrir si un enfant se masturbe ; l'attention est presque nulle ; le masturbateur n'a qu'une idée ; il est toujours occupé à méditer sur son malheureux penchant, qui ne lui laisse aucun moment de relâche. De cette concentration des mêmes idées, des mêmes occupations, naît cette tension du cerveau, qui, devenant pour ainsi dire permanente, ne tarde pas à produire de terribles effets. Aussi ne faut-il pas s'étonner de voir les personnes habituées à se masturber sans cesse préoccupées par leurs méditations obscènes, être affectées de toutes les maladies qui dépendent du dérangement des fonctions du cerveau et du système nerveux, telles que la manie, la mélancolie, l'hypochondrie, l'imbécillité, la stupidité, les spasmes, les convulsions, les tremblemens, la catalepsie, l'épilepsie, etc.

Il n'est pas d'auteur qui n'ait eu occasion d'observer quelques dérangemens des fonctions du cerveau par suite de la chiromanie. « Si j'interroge quelques médecins observateurs, ce qui résulte de plus déshonorant de l'erreur solitaire, dit le docteur Campe, pour un être né pour penser, c'est le prompt et entier délabrement de toutes les facultés intellectuelles. Les jeunes personnes même chez lesquelles tout amour pour les travaux de l'esprit n'est pas encore éteint n'ont plus la force de réfléchir et de fixer leur attention sur un objet : leur mémoire, qui à leur âge est ordinairement si tenace, est affaiblie au point qu'elles ne peuvent se rappeler ce qu'elles viennent de lire ou d'entendre ; leur imagination est si désordonnée que, soit en veillant, soit en dormant, elle ne produit plus rien que d'impur ; tout sentiment du bon et du beau dans la nature, qui nous procure tant de momens de jouissance, s'est effacé de leur cœur. Rien ne fait plus d'impression sur elles, ni la vue d'une belle campagne, ni le spectacle d'une belle nuit d'été, ni le soleil levant. La conscience de leur propre incapacité pour toutes les occupations utiles les éloigne de plus en plus de la société ; peut-être craignent-elles qu'on ne lise leur crime sur leur front. » D'après cela, il est facile de concevoir combien doit être triste la position des malheureux qui se livrent à la chiromanie ; privés de leurs facultés morales, ils acquièrent un extérieur hébété ; ils deviennent mélancoliques, inquiets, méfians, et n'ont souvent en partage que le mépris, dont ils sont accompagnés. Ils tombent dans une entière apathie, et, se voyant ravalés au-dessous des animaux qui ont le moins d'instinct, ils ne conservent de leur espèce que la figure. Lewis, médecin anglais, s'exprime de la manière suivante, en signalant l'action de la chiromanie sur les facultés morales : « L'âme se ressent des maux du corps, mais surtout de ceux qui naissent de cette cause ; la plus noire mélancolie, l'aversion pour tous les plaisirs, l'impossibilité de prendre part à ce qui fait le sujet de la conversation, le sentiment de leur propre misère, et le désespoir d'en être les artisans volontaires, la nécessité de renoncer au bonheur du mariage, sont les idées cruelles qui contraignent ces êtres infortunés à se séparer du monde, et à chercher souvent la fin de leurs maux dans le crime du suicide. »

23. Outre la perte des facultés intellectuelles, que font les personnes qui se livrent à des plaisirs solitaires, il survient aussi un affaiblissement des fonctions affectives, d'où il résulte souvent une indifférence apathique dont rien ne saurait retirer les malades ; quelquefois même les affections de l'âme sont tout-à-fait anéanties. A cet effet, je crois devoir rapporter une observation qu'a recueillie M. Doussin Dubreuil, et qui se trouve dans ses lettres sur les dangers de l'onanisme. « J'allai voir, dit l'auteur, il y a quelques mois (dans l'année 1813), dans un établissement situé près de Paris, un jeune homme de dix-sept à dix-huit ans, que la masturbation, à laquelle on ne put me dire s'il se livrait encore, a rendu d'une stupidité telle, qu'il a perdu jusqu'à la mémoire de son père, qui ne peut plus en être reconnu, quelque tentative qu'il fasse. Sa situation, tout-à-fait déplorable, et qui a déjà coûté bien des larmes aux auteurs de ses jours, ne

l'empêche pas de prendre tous ses repas : ce jeune homme, comme la plupart des masturbateurs, est un très-gros mangeur. Il marche toujours la tête baissée ; ses yeux sont ceux d'un homme préoccupé ; il est impossible de le faire tenir en face de soi ; lorsqu'il entre dans une chambre et qu'il s'y trouve quelques personnes, il leur tourne le dos ; si on lui prend la main pour le faire marcher, il la retire avec force, et marche à reculons jusqu'à ce qu'il ait rencontré un corps solide, vers lequel il se retourne tout-à-coup. »

Non-seulement le vice de la chiromanie détruit le penchant de l'amour filial, mais il finit aussi par affaiblir beaucoup les autres sentimens du cœur, tels que l'amitié, la constance, la pitié, etc., et fait naître une indifférence pour tout.

24. Après avoir décrit la position fâcheuse où se trouvent placées les personnes qui se livrent à la chiromanie, et avoir démontré combien elles se dégradent en se privant elles-mêmes de leurs facultés intellectuelles, je dois passer en revue les

accidens non moins terribles qui surviennent au système nerveux qui préside aux
mouvemens. D'abord on voit survenir des
spasmes, qui ne tardent pas à être suivis
de quelques attaques d'épilepsie. Zimmermann rapporte avoir vu un homme de vingt-
trois ans devenir épileptique après s'être
affaibli le corps par de fréquentes masturbations. Toutes les fois qu'il avait des pollutions nocturnes, il tombait dans un accès
d'épilepsie parfait. La même chose lui arrivait après les masturbations, dont il ne
s'abstenait point, malgré les accidens et
tout ce qu'on pouvait lui dire. Quand l'accès était passé, il éprouvait des douleurs
très-fortes aux reins et autour du coccyxs.
Cependant, ayant cessé cette manœuvre
pendant quelque temps, je le guéris des
pollutions (dit Zimmermann), et j'espé-
rai même de le guérir de l'épilepsie, dont
les accès avaient déjà disparus. Il avait re-
pris les forces, l'appétit, le sommeil, et
une très-belle couleur, après avoir ressem-
blé à un cadavre ; mais, étant revenu à ses
masturbations, qui étaient toujours suivies

4*

d'une attaque, il eut enfin des accès dans les rues mêmes, et on le trouva mort un matin dans sa chambre, tombé hors de son lit, et baigné dans son sang. »

Tissot parle dans sa dissertation d'un homme qui, livré par une espèce de goût singulier aux Vénus du plus bas étage, et ne les connaissant guère que dans les coins des rues et debout, tomba dans l'épuisement, accompagné de maux des reins les plus cruels, et d'une atrophie ou desséchement des cuisses et des jambes, jointes à une paralysie de ces parties, qui paraissait être la suite de l'attitude dans laquelle il s'était livré à ses sales voluptés. Il mourut, après avoir gardé six mois le lit, dans un état également propre à inspirer la pitié et l'effroi. Cette observation prouve combien la chiromanie, surtout lorsqu'on s'y livre debout, affaiblit et épuise le système nerveux, de même que le système musculaire, en leur imprimant un degré trop violent de tension.

On trouve dans un mémoire sur les causes des convulsions chez les enfans, par le docteur J. L. Brachet, publié en 1824, une observation de convulsions produites par la chiromanie; je crois devoir la rapporter: « Le fils de madame Ph..... avait commencé à l'âge de cinq ans à se livrer aux excès de la masturbation; plus de quatre ans s'écoulèrent avant qu'on y fît attention; chaque jour on voyait dépérir cet enfant, et de temps en temps il éprouvait quelques mouvemens brusques et involontaires, tantôt d'un membre, tantôt d'un autre, et le plus des angles des lèvres. Ces mouvemens allèrent en augmentant, et se convertirent peu à peu en véritables accès de convulsions. Pendant plus d'un an, tous les remèdes furent inutiles, et les paroxysmes augmentaient toujours. Il ne perdait jamais connaissance, mais il se jetait par terre, et se roulait en se débattant; la douleur qu'il ressentait dans les membres agités lui arrachait souvent des cris. L'altération de la figure et l'expression des yeux donnèrent des soupçons sur la cause première de ces accidens; ils furent bientôt confirmés. La mère découvrit tout, et ce qu'elle était loin de soupçonner c'est le bas âge auquel son fils avait commencé. L'époque était facile à trouver ; il avait été instruit par un de ses cousins absent depuis plus de quatre ans ; remontrances, punitions, promesses, menaces, rien ne put le corriger. On lui fit faire plusieurs corsets ; rien ne réussit. Sa fureur éludait tout, et il s'acheminait à une fin certaine. Je donnai à madame Ph..... (dit M. Brachet) le conseil de ne pas quitter un instant son fils, et de l'avoir constamment sous les yeux, et le jour et la nuit. Ce moyen fut pénible, mais il réussit ; un régime doux et analeptique, quelques calmans, et l'application de quelques compresses imprégnées d'oxycrat sur les organes génitaux, ramenèrent les forces et la santé. Un an de surveillance active lui ôta l'habitude. »

Enfin il n'est pas d'affection du système nerveux que ne puisse faire naître l'habitude de la chiromanie ; je n'en finirais pas si je voulais rapporter des observations de chacune d'elles. Qu'il me suffise de dire, pour me résumer, que les principaux effets des plaisirs solitaires sur les fonctions de la vie de relation sont d'émousser la sensibilité des organes, de priver les personnes qui s'y livrent de leurs facultés intellectuelles, d'anéantir le plus souvent en elles l'amour filial, de faire naître une indifférence qui exclut de leur cœur tout sentiment d'amitié, de compassion, de vertu même, et de développer un dérangement du système nerveux, qui est constamment suivi d'une foule d'affections qu'il est souvent impossible de guérir.

CHAPITRE V.

Effets de la chiromanie sur les fonctions de la vie de reproduction.

En créant l'homme, la nature lui a donné des organes destinés à la reproduction de son semblable par le moyen de l'union des sexes. C'est à l'accomplissement de cet acte, auquel nous sommes entraînés par un penchant irrésistible, que les organes génitaux ont été affectés ; doués d'une grande sensibilité et d'une extrême contractilité, ils sont la source d'une foule de voluptés que la

nature semble avoir attachées au grand acte
de la reproduction afin de nous engager
à nous y livrer plus souvent. Pourquoi faut-
il que par des manœuvres coupables on se
prive souvent de la faculté de reproduire
son semblable? Pourquoi faut-il que la dépravation des mœurs ait porté les hommes
à faire de leurs organes génitaux les instrumens d'un vice qu'ils préfèrent souvent aux
plaisirs innocens que nous offre la nature?
Que de terribles conséquences n'amène pas
l'habitude de la chiromanie!. Nous l'avons
déjà vue conduire les personnes qui s'y livrent à une affligeante consomption, et les
priver de leurs plus belles prérogatives, de
leurs facultés intellectuelles. Dans cette section, nous verrons cette terrible passion
diminuer, pervertir ou même anéantir le
désir de l'union des sexes, et rendre inertes
et sans vie les organes destinés à la copula-
tion. De l'habitude trop souvent répétée de
l'acte contre nature dont j'étudie les conséquences peut naître aussi l'indifférence,
qui, en matière d'amour, ne laisse pas que
d'avoir des suites très-graves, par les actes

de désespoir auxquels elle peut porter quelquefois les personnes qui, fatiguées des plaisirs criminels, et désespérant de pouvoir en trouver de plus agréables, se croient devenues inutiles à la société.

Les effets que produit le vice honteux de la chiromanie sur les fonctions de la reproduction consistent tous dans des affections locales. Ainsi, chez l'homme, on voit les organes génitaux devenir flasques et pendans; il survient des émissions involontaires de semence, des gonorrhées aiguës qui passent bientôt à l'état chronique, des priapismes douloureux, des dysuries, des stranguries, des ischuries, des hématuries, le satyriasis, des incontinences d'urine, l'affaiblissement de son jet, des tumeurs aux aines, aux testicules, aux cordons spermatiques; la paralysie de la vessie, l'atrophie des testicules, la dépravation des désirs amoureux, leur perversion, l'impuissance, et l'insensibilité des organes de la génération. Chez les femmes, on observe des fleurs blanches, des chutes de matrice et du vagin, des aménorrhées, des ulcères et des excroissances aux parties génitales, des cancers au col de l'utérus, la stérilité, la nymphomanie, et plusieurs autres dérangemens locaux. Tel est à peu près le tableau des affections produites par la chiromanie sur les organes génitaux de l'un et de l'autre sexe. Voyons maintenant d'entrer dans quelques détails relativement à celles qui sont les plus importantes à connaître.

25. J'ai mis au premier rang des accidens produits par la chiromanie sur les organes de la génération chez l'homme la faiblesse et la flaccidité de ces parties. En effet, c'est le premier phénomène qu'on observe; ainsi on voit d'abord les organes de la génération acquérir une plus grande dimension qu'ils ne devraient avoir chez l'enfant qui se livre au vice honteux de la chiromanie; mais bientôt ce prétendu surcroît de nutrition disparaît pour faire place à une atonie générale des organes extérieurs de la génération. Alors on les voit flasques et pendans, souvent incapables d'entrer en érection, et propres à attester le crime du coupable. Ici, comme dans toutes les fonc-

tions, la trop grande répétition du même
acte a pour effet constant de diminuer, et
même d'anéantir la sensibilité des organes
génitaux, et de priver par-là du plaisir que
l'on trouve dans l'union des sexes, lorsqu'il
est pris modérément, et de rendre inertes
et sans vie les organes destinés à la copula-
tion.

Ce ne serait encore rien si les suites de
la masturbation se bornaient à flétrir les
organes de la génération; mais les intérêts
de la société sont compromis, par la raison
toute simple que de cette inertie des organes destinés au grand œuvre de la reproduction naît le plus souvent l'impuissance,
qui est une des suites les plus fâcheuses
qu'entraînent les plaisirs solitaires. A quels
actes de désespoir ne peut pas porter la
honte de se voir incapable de procréer son
semblable! Que de motifs de discussions,
pour cette seule cause, dans un ménage
commençant!

Quand les excès de la chiromanie ne
rendent pas impuissant celui qui s'y livre,
ils peuvent quelquefois faire naître en lui

une aberration des plaisirs de l'amour, qui le prive de la faculté d'engendrer. M. Alibert en rapporte un exemple fort remarquable dans ses Élémens de thérapeutique. « Un jeune homme, élevé dans une pension, contracta dans son enfance l'habitude de la masturbation. Le livre que Tissot a écrit sur ce sujet, ayant été mis entre ses mains, l'effraya sans le corriger entièrement. Cette lecture porta néanmoins à plus de modération ce malheureux enfant, et il ne se livra à la triste volupté de la masturbation qu'à de longs intervalles, et lorsqu'il y était excité par des désirs très-violens. Cette attention fit que son tempérament n'en fut point du tout altéré. Il demeura robuste, et ses facultés morales conservèrent toute leur énergie. Mais l'affreuse habitude qu'il avait contractée empêcha qu'il ne se développât en lui le moindre germe du penchant qui attire un sexe vers l'autre. Il était parvenu à trente ans, et ses sens n'avaient jamais été émus par la vue d'une femme; ils n'étaient vivement provoqués que par de vaines images, ou des fantômes

que lui créait son imagination déréglée. Il
avait de bonne heure étudié le dessin ; et il
s'en était toujours occupé avec ardeur. La
beauté des formes de l'homme dans ce beau
idéal des peintres , que la nature n'a jamais
réalisé, le frappa , et finit par lui inspirer
une passion vague et bizarre dont il disait
lui-même ne pouvoir se rendre compte , et
sur laquelle il répugnait à s'appesantir. Il
est nécessaire néanmoins d'avertir que cette
passion n'avait aucun rapport avec les goûts
des sodomistes , et qu'elle ne pouvait être
provoquée par l'aspect d'aucun homme vivant. Telle était la situation aussi étrange
qu'accablante dans laquelle se trouvait cet
individu lorsqu'il réclama mes conseils.
Il n'offrait , je le répète , aucun symptôme
physique d'impuissance ; il était sain et
bien constitué , et n'avait point été à cet
égard maltraité par la nature ; mais il avait
tellement interverti l'usage de ses sens , qu'il
ne connaissait plus les moyens de les ramener à leur véritable but. Le malade d'ailleurs connaissait et sentait son état.» « Il
n'est aucun effort, m'écrivait-il , que je ne

fusse prêt à faire pour sortir de mon ignominieuse situation, pour arracher de ma pensée les infâmes images qui viennent l'assaillir malgré moi ; elles m'ont privé jusqu'ici des jouissances légitimes que procure l'union des deux sexes, et de la faculté dont jouissent les plus vils animaux de reproduire leur espèce ; je me meurs de chagrin et de honte. » « Pour ce qui me concerne, continue M. Alibert, je ne vis dans cette maladie qu'une perversion de l'appétit vénérien, et je pensai que l'indication la plus urgente était de replacer dans son vrai type la nature dévoyée. En effet, l'individu était très-robuste à l'époque où il me consulta. Depuis long-temps il ne s'était livré qu'avec une extrême réserve aux plaisirs solitaires, surtout depuis qu'il avait lu l'onanisme de Tissot. D'ailleurs, comme je l'ai déjà dit, la beauté des formes idéales de l'homme excitait en lui des sensations voluptueuses, à l'approche desquelles les organes de la génération s'érigeaient et éjaculaient, ce qui devait faire présumer un état réel d'énergie dans les forces radicales de son économie. Il n'y avait donc ni destruction, ni altération essentielle dans la sensibilité physique, mais plutôt fausse direction de cette faculté dans l'organe. Voici, en conséquence, le traitement que je proposai : j'ai déjà dit que l'individu dont il s'agit aimait passionnément le dessin, et qu'il s'appliquait à ce genre d'occupation avec cette ardeur dévorante qui distingue les grands peintres, et qui est le plus sûr garant du succès. J'exigeai de lui qu'il fit une étude spéciale des formes du sexe féminin, pour les reproduire par son talent. Il lui en coûta sans doute de rompre la chaîne de ses habitudes, et de renoncer à l'Apollon du Belvédère pour la Vénus de Médicis ; mais peu à peu la nature, plus forte que tous les penchans factices, reprit ses droits. Dès qu'il fut parvenu à préférer des bras faibles, mais gracieux, à des bras musculeux et redoutables ; dès qu'il se plût à contempler l'élégance des formes et la mollesse des contours, alors sa guérison commença à s'opérer. Après s'être fait un modèle imaginaire, il le chercha dans le monde physique. Il fallut du temps, de la persévérance, mais il se rétablit entièrement. »

Par suite de la chiromanie peut naître aussi une indifférence pour les plaisirs qu'on trouve dans l'union des sexes, et de là un dégoût du mariage. Je n'ai pas besoin de faire remarquer combien ce résultat des plaisirs solitaires est contraire à la population. Mais, ce qu'il est besoin de faire remarquer, c'est le danger que courent les personnes qui se livrent à la chiromanie; de cette indifférence pour les plaisirs de l'amour il résulte souvent une telle horreur de la vie, qu'il n'est pas rare de voir des malheureux chercher à s'en priver. Ce n'est qu'en frémissant qu'on lit dans une lettre qu'un malade écrivait à Tissot ces mots qui glacent d'épouvante : « Si la religion ne me retenait pas, j'aurais déjà terminé une vie d'autant plus cruelle qu'elle l'est par ma propre faute. » En effet, est-il de position plus affreuse que celle où se trouvent les victimes d'un égarement aussi funeste? Tout en les plaignant, combien ne doit-on pas leur en vouloir, puisqu'elles-mêmes sont les instrumens de leurs souffrances? Et, à ce propos, ne pourrait-on pas dire avec raison qu'elles se rendent coupables envers la société du crime d'homicide? Ce serait là une belle question à discuter; mais cela m'entraînerait dans de trop longs détails.

Un phénomène non moins remarquable que les précédens, c'est la perte souvent involontaire de la semence que font les personnes qui se livrent à la masturbation. Chez quelques malades, le moindre prurit sur les parties génitales, ou la moindre secousse imprimée à leur corps, les efforts même pour aller à la selle, suffisent pour provoquer l'éjaculation de la liqueur séminale. Tissot rapporte à cet effet, dans son ouvrage déjà cité, une observation très-propre, comme il le dit lui-même, à montrer aux jeunes gens toutes les horreurs du précipice dans lequel ils se jettent volontairement. « L. D***, horloger, avait été sage, et avait joui d'une bonne santé jusqu'à l'âge de dix-sept ans; à cette époque, il se livra à la masturbation, qu'il réitérait tous les jours, souvent jusqu'à trois fois, et l'éjaculation était toujours accompagnée d'une légère perte de connaissance, et d'un mouvement convulsif dans les muscles extenseurs de la tête, qui la relevaient fortement en arrière, pendant que le cou se gonflait extraordinairement. Il ne s'était pas écoulé un an qu'il commença à sentir une grande faiblesse après chaque acte ; cet avis ne fut pas suffisant pour le retirer du bourbier : son âme, déjà toute livrée à ses ordures, n'était plus capable d'autres idées, et les réitérations de son crime devinrent tous les jours plus fréquentes, jusqu'à ce qu'il se trouva dans un état qui lui fit craindre la mort. Sage trop tard, le mal avait déjà fait tant de progrès, qu'il ne pouvait être guéri, et les parties génitales étaient devenues si irritables et si faibles, qu'il n'était plus besoin d'un nouvel acte de la part de cet infortuné pour faire épancher la semence. L'irritation la plus légère procurait sur-le-champ une érection imparfaite, qui était immédiatement suivie d'une évacuation de liqueur, qui augmentait journellement sa faiblesse. Ce spasme, qu'il n'éprouvait auparavant que dans le temps de la consommation de l'acte, et qui cessait en même temps, était devenu habituel, et l'attaquait souvent sans aucune cause apparente, et d'une façon si violente, que, pendant tout le temps de l'accès, qui durait quelquefois quinze heures, et jamais moins de huit, il éprouvait dans toute la partie postérieure du cou des douleurs si violentes, qu'il poussait ordinairement non pas des cris, mais des hurlemens, et il lui était impossible, pendant tout ce temps-là, d'avaler rien de liquide ou de solide; sa voix était devenue enrouée, mais je n'ai pas remarqué qu'elle le fût davantage dans le temps de l'accès. Il perdit totalement ses forces. Obligé de renoncer à sa profession, incapable de tout, accablé de misère, il languit presque sans secours pendant quelques mois, d'autant plus à plaindre qu'un reste de mémoire, qui ne tarda pas à s'évanouir, ne servait qu'à lui rappeler sans cesse les causes de son malheur, et à l'augmenter de toute l'horreur des remords. J'appris son état, je me rendis chez lui ; je trouvai moins un être vivant qu'un cadavre gisant sur la paille : maigre, pâle, sale, répandant une odeur infecte, presque incapable d'aucun mouvement, il perdait souvent par le nez un sang pâle et aqueux ; une bave lui sortait continuellement de la bouche ; attaqué de la diarrhée, il rendait ses excrémens dans son lit sans s'en apercevoir ; le flux de semence était continuel ; ses yeux, chassieux, troubles, éteints, n'avaient plus la faculté de se mouvoir ; le pouls était extrêmement petit, vite et fréquent, la respiration très-gênée, la maigreur excessive, excepté aux pieds qui commençaient à être œdémateux. Le désordre de l'esprit n'était pas moindre ; sans idées, sans mémoire, incapable de lier deux phrases ; sans réflexion, sans inquiétude sur son sort, sans autre sentiment que celui de la douleur, qui revenait avec les accès au moins tous les trois jours. Être bien au-dessous de la brute, spectacle dont on ne peut pas concevoir l'horreur, l'on avait peine à reconnaître qu'il avait appartenu autrefois à l'espèce humaine. Je parvins assez promptement, à l'aide des remèdes fortifians, à détruire ces violens accès spasmodiques, qui ne le rappelaient au sentiment que par des douleurs. Content de l'avoir soulagé à cet égard, je discontinuai des remèdes qui ne pouvaient pas améliorer son état. Il mourut au bout de quelques semaines, en juin 1757, œdémateux par tout le corps. »

» Outre la perte de semence, qu'on observe chez quelques malades, on voit survenir assez souvent des écoulemens qui ne tardent pas à devenir permanens. J'ai connu un jeune homme qui, ayant eu le malheur de contracter l'habitude de se masturber à l'âge de seize ans, ne pouvait, un an après, se livrer à ce vice sans contracter un écoulement, qui le faisait beaucoup souffrir. Après en avoir éprouvé deux, qu'il parvint à arrêter par un régime convenable, et surtout par la privation de tout attouchement quelconque sur les parties génitales, il se corrigea entièrement de ce déplorable vice, effrayé des conséquences qui pouvaient en résulter; ce jeune homme se porte maintenant à merveille, et n'a cessé de tenir ferme dans ses résolutions.

Enfin le vice de la chiromanie produit chez l'homme, outre les maux que je viens d'énumérer, une foule d'autres affections que j'ai déjà nommées, telles que des engorgemens aux testicules et aux cordons spermatiques, qui peuvent s'opposer à la sécrétion de la liqueur séminale; il survient aussi des stranguries, des ischuries et des hématuries. Tissot rapporte une observation de cette dernière affection. « Un jeune garçon qui n'avait pas encore seize ans s'était livré à la masturbation avec tant de fureur, qu'enfin, au lieu de sperme, il n'avait amené que du sang, dont la sortie fut bientôt suivie de douleurs excessives et d'une inflammation de tous les organes de la génération. Me trouvant par hasard à la campagne, on me consulta; j'ordonnai des cataplasmes extrèmement émolliens, qui produisirent l'effet que j'en attendais; mais j'ai appris depuis qu'il était mort peu de temps après de la petite vérole, et je ne doute point que les atteintes qu'il avait portées à son tempérament par ses infâmes fureurs n'aient beaucoup contribué à rendre cette maladie mortelle. Quel avis aux jeunes gens ! » Il n'est pas rare non plus de voir se développer des priapismes douloureux qui, par la tension permanente qu'ils occasionnent aux organes génitaux, font beaucoup souffrir les malheureux qui se livrent à la chiromanie ; cette série de souffrances est quelquefois compliquée d'accès de satyriasis, qui, privant l'homme de sa raison et de tout sentiment de pudeur, l'avilissent et le dégradent.

26. Chez la femme, les effets de la chiromanie sur les organes destinés à la génération sont aussi terribles que chez l'homme. Le premier symptôme qu'on observe consiste dans l'apparition de fleurs blanches, qui, par leur âcreté, excorient les parties voisines, telles que les grandes et petites lèvres, sur lesquelles il se forme des engorgemens, des excroissances, des végétations, etc. Ces écoulemens peuvent passer

à l'état chronique. Il survient aussi, chez quelques femmes qui se livrent à la chiromanie, des chutes de vagin.

Un phénomène très-important à noter, c'est la série des changemens qu'éprouvent les menstrues; ainsi, quelquefois l'habitude de la chiromanie en accélère l'apparition, au milieu d'affections nerveuses ou d'autres dérangemens graves de la santé, dont elle n'aurait pas été accompagnée si elle eût eu lieu à l'époque ordinaire; d'autres fois les règles sont retardées : pour ce qui est de la quantité du sang qu'entraîne cette exhalation naturelle, lorsqu'elle existe, elle est souvent rendue fort abondante par suite des plaisirs solitaires, et se convertit quelquefois en véritable hémorrhagie. De là un dérangement des fonctions de la matrice, et l'origine d'une foule de maladies dont cet organe ne tarde pas à être atteint. Parmi ces maladies, on doit mettre au premier rang les pâles couleurs et l'inertie des organes de la génération. Si la chiromanie augmente la quantité des règles, elle peut aussi, dans quelques circonstances, la diminuer, et même arrêter cet écoulement périodique ; c'est alors que l'on voit survenir les engorgemens des ovaires, des trompes, et de l'utérus. Alors aussi, et par suite de cette seule cause, peut naître le squirrhe du col de la matrice, qui, provenant souvent aussi de la seule irritation occasionnée sur son tissu par les doigts ou par les moyens mécaniques que certaines femmes ont la bassesse d'employer, se convertit plus tard en un horrible cancer, dont la malade est tôt ou tard la victime ; heureuse encore lorsqu'elle n'a pas commis un double crime en se donnant la mort à elle-même, et en mettant au jour des êtres innocens qui doivent périr de la même infirmité !

De ces diverses affections, telles que fleurs blanches, ulcères au vagin, quelquefois même rétrécissement de ce canal musculo-membraneux par suite de l'inflammation des parties qui le constituent, squirrhes et cancers au col de l'utérus, peut dépendre et s'ensuivre la stérilité. Cet effet de la chiromanie n'est pas si rare qu'on pourrait le croire, et telle femme qui attribue l'origine d'un mal affreux qui la dévore aux suites de l'hérédité, et sa stérilité à des causes qu'elle fait dériver de l'ingratitude de la nature, ne devrait s'en prendre qu'à sa funeste passion, qui l'a conduite à ces deux états de souffrance et de regrets dont rien au monde ne saurait la retirer. De même que chez l'homme, l'habitude de la chiromanie peut faire naître, chez la femme, une telle aversion pour les moyens légitimes d'amortir l'aiguillon de la chair, qu'elle a souvent en horreur les doux liens du mariage. De cette indifférence pour les plaisirs de l'amour peuvent naître, comme on le pense bien, de graves inconvéniens pour la société, puisqu'elle ne tend qu'à diminuer le nombre de ses membres.

Mais, outre ces affections, qui sont déjà assez humiliantes pour celle qui en est la victime, il est encore un autre effet que produit le vice de la chiromanie, sur un être qui, de fait qu'il était pour captiver nos hommages, devient indigne de partager notre existence, et ne mérite plus que la pitié, lorsque toutefois il ne fait pas naître un juste mépris pour lui ; je veux parler de cette névrose connue sous le nom de *fureur utérine*, à laquelle sont quelquefois en proie les malheureuses qui se livrent trop souvent à des plaisirs solitaires. Cet état, qui répond au satyriasis chez l'homme, prive également la femme de sa raison et de sa pudeur, en la ravalant au rang des brutes les plus lascives, et en en faisant un objet de mépris. Combien sont à plaindre ces infortunées, qui, dégagées de tout frein, se livrent sans réserve à toute l'impétuosité de leur imagination déréglée! Elles se plaisent dans les idées les plus lascives ; tout réveille leurs sens amoureux, et tout en elles invite à satisfaire leur passion. Elles ont leur sexe en horreur, et n'aiment que les hommes ; elles provoquent, par le jeu de leurs yeux étincelans, tous ceux qui s'offrent à leur vue, et il n'est rien qu'elles ne mettent en usage pour les séduire. Si les caresses sont impuissantes, on les voit menacer ; et c'est alors, comme l'observe Cabanis, « que la nymphomanie transforme la fille la plus timide en une bacchante, et la pudeur la plus délicate en une audace furieuse, dont n'approche pas même l'effronterie de la prostitution. » Ce trouble, qui a son siége dans le système utérin, et surtout dans le clitoris, qui est dans ces circonstances très-développé, ne tarde pas à produire les plus grands ravages. Toute l'économie animale s'en ressent, et les malades ne tardent pas à succomber. M. Alibert rapporte, dans ses Élémens de thérapeutique, un cas de nymphomanie produite par la chiromanie. « Une paysanne, âgée d'environ vingt-deux ans, était habituellement occupée à garder les moutons. Dans la solitude qui l'environnait, victime de l'activité de son imagination et de l'effervescence de ses sens, elle contracta des habitudes honteuses, qui portèrent une atteinte funeste à sa santé. Cette fille infortunée se cachait dans des broussailles et dans les endroits les plus reculés pour satisfaire à son pernicieux penchant. Deux ans s'écoulèrent, et tous les jours on voyait progressivement ses facultés intellectuelles s'affaiblir : elle devint comme stupide. On l'apporta à l'hôpital Saint-Louis, où, dans le délire le plus effréné, elle offrait le scandale perpétuel d'une sorte de mouvement automatique qu'elle n'était point maîtresse de réprimer, malgré les violens reproches qu'on lui adressait. Un autre phénomène vint frapper notre attention : chez elle, les extrémités supérieures, comme les bras, les mains, la tête et la poitrine, offraient un état de maigreur digne de pitié ; mais les hanches, le bas-ventre, les cuisses et les jambes étaient d'un embonpoint à surprendre les observateurs ; on eût dit que la vie s'était, en quelque sorte, retirée et accumulée dans les membres abdominaux. Ce qui causa surtout notre surprise dans un accident aussi étrange, c'est que les forces sensitives s'étaient exaltées, et, en quelque sorte, concentrées dans l'intérieur de l'organe utérin, au point que la vue seule d'un homme qui serait entré dans la salle de l'hôpital Saint-Louis où elle était couchée suffisait pour déterminer en elle le spasme voluptueux des parties de la génération : toutes les impressions qu'elle éprouvait venaient retentir dans ces organes ; la main de toute personne qui n'était pas de son sexe posée dans la sienne, elle en avait la sensation dans le vagin. Cette malheureuse avait une telle propension à s'émouvoir, qu'il suffisait de lui toucher un doigt pour y susciter des mouvemens contractiles. En parcourant ainsi les diverses parties de son corps, on finissait par agiter toute sa personne, et la monter en convulsion, comme on met en activité les ressorts d'une horloge. Les convulsions duraient près de trente minutes. La malade, pendant ce temps, poussait des gémissemens lamentables. J'ai déjà dit que, dans les premiers temps, le seul aspect d'un homme suffisait pour exciter chez elle des pollutions ; ensuite ces pollutions n'avaient lieu que lorsqu'on tâtait son pouls, ou lorsqu'il y avait autour de son lit une grande affluence d'élèves. Ces habitudes invincibles de la malade ayant déjà été imitées par deux femmes de la même salle, nous nous décidâmes à la renvoyer à ses parens, et nous fûmes ainsi contraints d'interrompre la série de nos observations. »

Tels sont les maux qu'engendre le vice de la chiromanie. Ils sont terribles, et assez graves, je crois, pour pouvoir faire sentir à la jeunesse combien on paie cher quelques momens de plaisir, qui, après vous avoir fait passer par cette série non interrompue de souffrances que je viens d'exposer, et vous avoir rendu un objet de mépris pour vos semblables, finissent par vous conduire au tombeau. Les personnes qui se livrent à cette infâme habitude ne sont pas toutes, il est vrai, aussi cruellement punies ; plusieurs circonstances, telles que la différence d'âge, de tempérament, la fréquence des actes, etc., peuvent faire varier la gravité des maux, mais sans pour cela en exempter personne. Il n'est pas d'âge, de tempérament, ni de circonstances qui permettent de se livrer impunément à des plaisirs solitaires ; on finit tôt ou tard par en être victime. On peut facilement se convaincre de la vérité de ce que j'avance si l'on veut se rappeler que, d'après tout ce qui précède, il n'est pas d'organe, de fonction dans l'économie animale qui ne reçoivent une atteinte plus ou moins grave par suite de l'habitude de la chiromanie. On a dû voir que cette terrible passion attaquait la vie dans ses principes, en privant les personnes qui en sont atteintes des moyens de réparer leurs pertes, et de communiquer avec leurs semblables. La chiromanie, je le répète, en s'opposant à l'élaboration des substances alimentaires introduites dans le tube digestif par suite de l'irritation permanente qu'elle fait naître sympathiquement dans les organes qui le composent, et en affaiblissant ou en anéantissant même les fonctions intellectuelles et affectives, rend misérable et digne de pitié l'existence des personnes qui sont en proie à cette funeste erreur, lorsqu'elle ne les conduit pas à une mort aussi précoce qu'elle est souvent certaine.

27. Après avoir exposé les diverses affections que peut produire dans l'économie animale le vice honteux de la chiromanie, je crois qu'il ne sera pas sans importance de donner quelques caractères fournis par l'habitude extérieure du corps, propres à

faire découvrir les personnes qui se ruinent la santé par des plaisirs solitaires.

Le malade présente d'abord, dans son attitude, une langueur et une mollesse inaccoutumées ; le volume du corps n'acquiert ordinairement que peu d'accroissement ; les chairs deviennent flasques ; la peau est ordinairement pâle, blême ou blafarde, tantôt couverte de dartres furfuracées ou de boutons d'un blanc opalin. La tête peut fournir quelques caractères assez remarquables sous le rapport de son attitude et de son volume ; ainsi les personnes qui se livrent à la masturbation l'ont assez souvent fortement penchée en avant, quelquefois même sur les côtés ; les muscles qui l'entourent et qui se rendent au cou, surtout ceux de la partie postérieure, sont très-développés, et doués d'une sensibilité morbifique. Le volume de la tête (relativement aux parties qui correspondent au crâne) est très-augmenté à la région postérieure, où l'on peut observer les deux bosses occipitales extrêmement développées ; c'est même un signe certain, lorsque cette aug-

mentation existe , pour reconnaître quelqu'un qui se livre à des plaisirs solitaires.
Pour ce qui est des symptômes que peut
offrir la face , ils ne sont pas à dédaigner.
Ainsi les personnes qui se livrent au vice
dont j'étudie les caractères offrent une
figure triste, inquiète, indifférente et abat-
tue ; rien ne peut la faire changer ; les traits
sont ordinairement grippés ; les yeux sont
humectés , saillans, larmoyans et éteints ;
ils ne jouissent pas de cette fraîcheur qu'on
observe dans l'état de santé ; autour d'eux
on observe un cercle de couleur jaune, enduit d'une exhalation séreuse : le front offre
parfois beaucoup de boutons ; les tempes
sont concaves, les joues deviennent creuses,
le nez est aussi couvert de quelques boutons, gonflé et luisant ; les lèvres sont grosses
et bleuâtres , sans fraîcheur , les oreilles
froides et livides : les cheveux tombent, et
le cuir chevelu se détache par petites écailles
blanchâtres ; les mamelles jouissent d'une
sensibilité maladive, et éprouvent souvent
un endurcissement dans leurs extrémités.
Les épaules sont élevées ; la septième ver-

tèbre cervicale est plus saillante qu'à l'ordinaire; la poitrine, au lieu d'être bombée,
large et évasée, est comprimée et rétrécie;
les membres diminuent de volume, deviennent souvent œdémateux, et sont souvent
affectés de tumeurs blanches et de caries.
Le ventre diminue aussi, et perd sa souplesse ordinaire; les hypochondres sont tu-
méfiés; l'ombilic est quelquefois douloureux. Joignez à ces caractères ceux offerts
par les organes génitaux, tels que leur augmentation de volume dans le principe de
l'habitude, et leur diminution et leur flaccidité à une époque plus avancée chez
l'homme, et l'inertie des grandes et petites
lèvres chez la femme, et vous aurez un tableau de symptômes propres à vous faire
reconnaître une personne qui se livre à des
habitudes secrètes. A ces caractères j'aurais
pu en ajouter encore beaucoup d'autres;
mais comme ils se rattachent à ce que j'ai
déjà dit relativement à l'influence qu'exerce
le vice de la chiromanie sur les facultés
intellectuelles, je passe de suite à la dernière section de cette seconde partie de mon

6

ouvrage, pour y exposer la théorie (la plus simple et la plus conforme à l'observation) des phénomènes morbides que je viens de passer en revue.

CHAPITRE VI.

Théorie des phénomènes morbides que l'on voit survenir par suite de la chiromanie.

De quelles causes peut-on faire dépendre les effets terribles que je viens de décrire? Tel est le problème dont je dois chercher la solution. Les auteurs qui ont écrit sur les dangers de la chiromanie et sur les maladies qui en sont la suite ne sont pas d'accord sur l'explication qu'on peut en donner. Ainsi, les uns attribuent les maux nombreux qui sont la conséquence presque inévitable des plaisirs solitaires, à l'évacuation trop abondante de la liqueur spermatique, provenant, selon eux, du cerveau et de la moelle épinière, et qu'ils regardent comme un stimulant dont la présence dans les vésicules séminales sert à donner aux facultés intellectuelles une activité

particulière , et au corps une force remarquable, signe certain d'une bonne santé.
D'autres, ne regardant la semence que
comme le produit d'une sécrétion glandulaire ordinaire, ont fait dépendre les maladies que l'on observe chez les personnes
qui se livrent à la chiromanie de l'éréthisme
nerveux. Je vais maintenant examiner laquelle de ces deux opinions est la mieux
fondée.

28. Quant à la première, elle remonte à
une époque fort reculée , et n'est que la
conséquence des idées que les anciens s'é-
taient formées sur la semence. Ainsi, d'après
Pythagore, la semence de l'homme est l'é-
cume de notre meilleur sang , et le doux
écoulement de la moelle de l'épine du dos,
selon Platon. Elle est la plus pure et la plus
délicate partie du cerveau, ainsi que le veut
Alcméon , et une substance tirée de tout
notre corps, mais surtout de la tête, comme
l'estimaient Démocrite et Hippocrate. Galien ne s'écarte guère de ces principes, puisqu'il dit qu'en perdant la liqueur spermatique, on perd en même temps l'esprit vital,

et que cette humeur n'est que la partie la
plus subtile de toutes les autres. Plusieurs
modernes , ayant aveuglément adopté ces
idées erronées sur l'importance de la semence , ont fait jouer à la perte de cette
liqueur le principal rôle dans l'explication
des accidens que fait naître la chiromanie ;
mais il est facile de démontrer combien
cette théorie est fausse et dangereuse , et
qu'elle n'est qu'une de ces rêveries si funestes à l'humanité qu'enfanta l'humorisme.
D'abord rien ne prouve que le sperme ré-
sorbé soit charrié dans toutes les parties du
corps , et devienne ainsi une cause de leur
excitation. On donne comme preuves que
les résultats déplorables des plaisirs solitaires et des excès en femmes sont en rapport avec la perte matérielle que ces actes
occasionnent ; que l'homme qui copule sans
éjaculer peut fréquemment répéter cet acte
sans se fatiguer, quoiqu'il éprouve de très-
vives impressions ; que la présence de la
semence dans les vésicules occasionne des
jouissances plus douces ; qu'elle donne à
toute l'économie un sentiment de vigueur

très-remarquable, etc. De toutes ces preuves, il n'en est pas qui me paraissent assez
concluantes et assez conformes à l'observation pour devoir être adoptées. En effet,
comment oser soutenir que l'on peut se livrer à des jouissances criminelles à plusieurs
reprises sans se fatiguer, pourvu qu'on ait
soin de ne pas éjaculer? Fatale passion des
systèmes! Que de victimes ne peut pas faire
une opinion aussi dangereuse sortie de la
tête de quelques humoristes! Comment
donc expliquera-t-on ces vieillesses précoces, ces morts prématurées que l'on voit
survenir chez des enfans qui n'ont pu éjaculer, puisque la semence n'était pas encore
sécrétée à leur âge, et qui n'ont pourtant
été victimes que de leur déplorable erreur?
Sera-ce par la perte matérielle qu'on pourra
expliquer tous les maux qu'ils auront souf-
ferts? Mais, je le répète, il n'y a pas eu de
perte matérielle; et chez la femme, où il
n'y a pas de sécrétion spermatique bien re-
connue, comment expliquera-t-on tous les
maux qu'on voit survenir chez elle par suite
du vice de la chiromanie? Mais je suppose

néanmoins qu'il se fasse que la personne qui se livre à un vice aussi honteux soit pubère, et que chez elle il y ait sécrétion séminale ; d'où vient donc que chez elle il y aura prostration des forces dès qu'elle se livrera une fois seulement à sa triste passion, tandis que rien de semblable ne s'observera chez un autre individu du même âge, du même tempérament, qui aura eu commerce avec une femme, je ne dis pas une seule, mais bien deux et trois fois, quoique pourtant chez cette dernière personne il y ait eu une perte matérielle deux fois plus forte que chez la première ? Mais laissons ces explications, aussi futiles que dénuées de fondement, et cherchons la cause principale des maux nombreux qu'occasionne l'habitude de la chiromanie dans une source plus naturelle.

29. Les modernes, rejetant toutes les idées surannées de l'humorisme, et ne voyant dans la semence qu'une sécrétion glandulaire ordinaire, ont cru devoir chercher la cause des maux que produisent les plaisirs solitaires dans une surexcitation du

système nerveux, qui agit sur les autres organes par sympathie. Tout prouve la vérité
de cette assertion ; ainsi il n'est pas rare de
voir l'émission accompagnée de véritables
convulsions, et il n'est aucun masturbateur
qui n'ait, par expérience, éprouvé une forte
chaleur à la base de l'occiput, avec une espèce de spasme dans les muscles de cette
région à l'instant même de l'éjaculation.
« Non-seulement les organes de la génération se contractent spasmodiquement, a dit
M. Richerand dans ses Élémens de physiologie, tout le corps participe à cet état convulsif, et l'instant de l'éjaculation est mar-
qué par des secousses plus ou moins violentes de toutes les parties, de façon qu'il
semble, dit Bordeu, que dans cet instant
la nature ait oublié toute autre fonction,
et ne soit occupée qu'à rassembler ses forces et à les diriger vers ce même organe. »
Cette explication, qui est si vraie pour ce
qui est relatif à l'acte du coït, est également
applicable à la théorie de la chiromanie. En
effet, si l'on veut réfléchir un instant, on
verra que l'acte contre nature dont je m'oc-

cupe consiste dans une action tout-à-fait mécanique, qui a pour effet constant d'imprimer au système génital de l'un et de l'autre sexe des secousses plus ou moins violentes. Ces mouvemens insolites doivent produire une irritation sur le système nerveux, par laquelle le cerveau perçoit la volupté vénérienne. Or, cette irritation, qui a son siége dans les organes génitaux, et qui est transmise au cerveau et aux organes du mouvement, réagit ensuite sur tous les autres systèmes d'organes. Sanctorius dit que les mouvemens affaiblissent plus que l'émission du sperme. Borelli prétend, et avec raison, que cet acte est accompagné d'une espèce d'affection convulsive qui porte les plus rudes atteintes au cerveau et à tout le genre nerveux. (*De motu animali*, l. 11, c. XII, prop. 170.)

Une des causes qui influent le plus au développement de cette irritation des nerfs, c'est l'afflux du sang vers le cerveau qui a lieu dans l'acte de la chiromanie; c'est encore par l'irritation produite par cette trop grande augmentation que l'on peut expli-

quer toutes les maladies cérébrales qui sont
la suite des plaisirs solitaires. De l'affaiblissement du cerveau et de la moelle allongée
résulte celui des sens et des mouvemens ;
de l'irritation produite sur les organes génitaux résultent aussi, par sympathie, les
dérangemens qui surviennent aux fonctions
de nutrition. Or, d'après ce principe, que
j'aurais pu développer davantage, et qui se
réduit à ceci, que toute affection provenant d'excès honteux peut s'expliquer par
les dérangemens du système nerveux, on
peut fort bien se rendre compte de toutes
les maladies produites par la chiromanie.
On peut ajouter aussi, comme cause puissante dans le développement des affections
produites par la masturbation, la tension
permanente du cerveau et des organes de
la locomotion : cet afflux de sang ne tarde
pas à faire naître une irritation qui, sur-
montant la force physiologique des parties
qui en sont le siége, les affaiblit, et les fait
tomber dans une atonie générale.

Telle est la manière dont je m'explique
les suites de la chiromanie. Je puis me

tromper peut-être dans quelques points ; mais du moins cette théorie n'a rien de contraire à la morale. Du reste, si j'ai commis des erreurs, je serai tout le premier à les reconnaître ; mais voyons maintenant de passer à la troisième partie de cet ouvrage, à celle où je dois apporter le plus de soin, et qui est en même temps la plus intéressante, puisqu'elle contient les moyens que l'on doit employer à prévenir ou arrêter les progrès des plaisirs solitaires.

TROISIÈME PARTIE.

***

Des moyens de curation de la chiromanie.

De toutes les affections qui peuvent affliger
l'humanité, il n'en est pas de plus difficiles
à guérir que celles qui sont la suite de l'habitude de la chiromanie. Les anciens avaient
si bien pressenti les dangers des maladies
qu'elle entraîne à sa suite, que l'on est effrayé du jugement qu'ils en portaient. Ainsi
Hippocrate les regardait comme incurables,
et annonçait une mort prochaine à ceux
qui s'étaient épuisés par des plaisirs vénériens. Boerhaave pensait de même. Van-
Swiéten dit avoir vu plusieurs masturbateurs en proie à une foule d'affections, et
n'en avoir jamais vu guérir. D'autres auteurs modernes, marchant sur les traces de
leurs prédécesseurs, ont commis la même

erreur relativement au prognostic des maladies qui sont la suite de la chiromanie.
Ainsi ils ont fait ou plutôt inventé des tableaux affreux pour peindre les conséquences funestes des plaisirs solitaires. D'après
eux, les personnes qui s'y livrent doivent
inévitablement être victimes de leur passion, et la payer même de leurs jours. Est-
ce là le résultat de l'observation ? Est-il bien
vrai que la chiromanie entraîne constamment la mort ? Je ne le pense pas, et je regarde une telle opinion comme contraire à
la morale et à la médecine, en ce que, au
lieu d'effrayer, elle invite, pour ainsi dire,
à se livrer au vice qu'on veut combattre, des
personnes qui, quelquefois, savent fort
bien par expérience qu'on ne meurt pas
toujours des suites de la chiromanie. On
me dira peut-être, il faut un peu noircir
le tableau pour effrayer davantage. Soit;
mais n'est-ce pas assez le noircir que de dire
que ce vice, contracté de bonne heure, peut
produire trois sortes d'effets tous nuisibles
à l'économie animale, et qui résultent des
dérangemens qu'éprouvent les organes des

sensations et des perceptions , ceux de la locomotion , de la digestion et de la respiration? N'est-ce pas assez effrayer que d'annoncer que toutes les maladies de l'enfance, qui, plus tard, deviennent chroniques, telles que celles qui affectent l'appareil respiratoire et l'appareil digestif, ne sont, chez les enfans qui se livrent à la chiromanie., que la triste conséquence de leur funeste passion? Qu'est-il besoin d'annoncer un résultat que dément le plus souvent l'expérience? Je le répète ; il n'est pas de maladies qui soient plus difficiles à guérir que celles produites par les jouissances criminelles ; mais la mort, que plusieurs auteurs se sont plu d'annoncer comme conséquence inévitable, n'arrive qu'après longues années , et non immédiatement. Ainsi, pour me résumer en peu de mots, je dirai que je regarde la chiromanie comme pouvant , étant contractée de bonne heure , changer le mode de vitalité de nos organes, leur imprimer une mauvaise direction dans leur développement, s'y opposer même souvent, et devenir la cause de plusieurs affections viscérales, qui, d'aiguës qu'elles sont d'abord, passent à l'état chronique, privent ordinairement les malades de leurs facultés intellectuelles et de tous les moyens qu'ils ont de se mettre en relation avec les objets environnans, et finissent, après leur avoir fait éprouver les souffrances les plus inouïes, par les conduire à un marasme et à un état de langueur dont la mort est le terme.

D'après ce que je viens de dire (quelque imposantes que puissent être les autorités que j'ai citées au commencement de cette partie), il est facile de voir que la mort n'arrive que tardivement, et qu'elle n'est pas toujours la conséquence des plaisirs solitaires. La chiromanie produit des affections qui, lorsqu'elles ne sont pas traitées dans leur état aigu, deviennent chroniques, et sont dès-lors l'origine de toutes les maladies de langueur qu'on observe le plus souvent chez les personnes qui se livrent au vice dont j'examine les suites. La mort peut bien néanmoins survenir dans le commencement du mal; mais c'est excessivement rare, et on ne peut alors en accuser que les personnes chargées de surveiller l'enfant, qui, si elles l'eussent eu constamment sous les yeux, auraient observé son dépérissement prompt et imprévu, et auraient pu, en connaissant la cause, en prévenir les tristes résultats. Les suites les plus ordinaires de la chiromanie sont, je le répète, des maladies de langueur et des affections du système nerveux, en général, qui, conduisant les personnes qui en sont atteintes à un état de faiblesse et de dégradation, souvent dignes de pitié, les rendent par là inutiles à la société et à elles-mêmes. Voilà ce qu'on observe : je crois que ces conséquences sont assez funestes pour pouvoir effrayer sans qu'on ait besoin d'inventer des histoires aussi repoussantes qu'invraisemblables. Maintenant voyons si l'on peut s'opposer aux ravages que produisent les plaisirs solitaires.

Comme je l'ai déjà dit, on peut guérir les malades si on s'y prend à temps ; mais je dois aussi remarquer que ce n'est qu'à force de soins et qu'avec beaucoup de persévérance. Le traitement médical peut être couronné de succès ; mais le plus sûr moyen , c'est de prévenir le développement du vice ; c'est à quoi tend surtout cette dernière partie de mon ouvrage. Je la diviserai en trois sections : dans la première , il sera question des moyens que fournit l'hygiène pour prévenir le développement de la chiromanie ; ce sera le traitement préservatif : dans la seconde , je m'occuperai des moyens que fournissent la thérapeutique et la matière médicale pour combattre les accidens que peut faire naître cette habitude lorsqu'on n'a pas été assez heureux pour en prévenir le développement ; ce sera le traitement curatif : enfin, dans la troisième, je dirai quelque chose des moyens qu'on peut retirer de la mécanique pour s'opposer aux ravages que peuvent produire les plaisirs solitaires lorsque rien ne peut empêcher les enfans de s'y livrer ; ce sera le traitement artificiel. De ces trois modes de curation , le premier surtout doit fixer toute notre attention ; c'est en lui que je mets le plus de confiance, persuadé que je suis que le plus important de la chose dans le traitement d'un mal , c'est d'en prévenir le développement.

Dans ces trois sections, surtout dans la première, j'aurai à exposer des idées qui ne sont pas généralement partagées ; mais n'importe , l'objet de mes désirs étant d'améliorer le sort des hommes et de les préserver des vices qui découlent d'une mauvaise éducation et de la corruption des mœurs, je dirai librement ma façon de penser , persuadé que les intentions qui m'ont guidé dans cet ouvrage ne peuvent être suspectes. Dire la vérité, c'est le but de mes travaux ; car être tout par soi, est la vertu que doit avoir tout écrivain philosophe. Quand on ambitionne les honneurs et les faveurs qu'accordent les grands, on ne pense jamais par soi ; on pense toujours par les autres, et ce n'est pas de ce côté que se fera jour la vérité : aussi, voit-on ces écrivains suivre le conseil de Fontenelle, qui disait « que s'il tenait toutes les vérités dans « sa main, il se garderait bien de l'ouvrir « pour les montrer aux hommes.» Pour moi, toujours guidé par des principes d'humanité, je dirai ce que je pense, lorsque surtout ce sera la vérité ; heureux encore si je puis m'attirer, comme le prétendait Aristippe, la haine irréconciliable des ignorans, des faibles, des superstitieux et des hommes corrompus, qui tous se déclarent contre l'écrivain assez hardi pour leur dire leurs vérités et dévoiler leur turpitude !

CHAPITRE VII.

Moyens de curation fournis par l'hygiène.

D'après ce que j'ai déjà dit relativement aux causes propres à développer les germes de la chiromanie, il me sera très-facile, je pense, d'exposer les moyens hygiéniques, qui, bien employés, doivent nécessairement en prévenir le développement. Ainsi, comme on a dû voir, dans la première partie de cet ouvrage, le défaut d'exercice, inhérent au mode actuel d'éducation, être une des principales causes de la chiromanie, je dois revenir un instant sur les inconvéniens qui peuvent naître de l'éducation qu'on donne à la jeunesse dans les grands établis-

semens , et exposer les moyens que je regarde comme pouvant l'améliorer.

30. En me servant d'une comparaison
d'Helvétius, je pourrais dire , en examinant
l'éducation actuelle de la jeunesse , que je
la trouve aussi folle que l'eût été celle des
Grecs s'ils n'eussent donné qu'un maître
de flûte à ceux qu'ils envoyaient aux jeux
olympiques y disputer le prix de la lutte ou
de la course. En effet , de quoi s'occupe-t-
on dans ces grands établissemens ? A former
l'esprit : quant au physique , on n'en tient
aucun compte dans le plan général d'éducation qu'on y adopte. Aussi , de cette préférence marquée qu'on donne à l'éducation
morale au détriment du physique naît une
infinité d'habitudes, le plus souvent contraires à la santé. Mais pour pouvoir mieux exposer les principes d'éducation que je crois
profitables à la jeunesse , voyons d'examiner
les conséquences de celle que l'on suit , et
pour cela entrons dans un établissement
public, et suivons-y l'enfant dans toutes ses
occupations ; car, comme je l'ai déjà dit ,
ce n'est guère que par imitation ou par

suite des abus que fait naître l'éducation publique que les enfans apprennent à se masturber. Et en effet, lorsqu'on nourrit les enfans dans leur première simplicité, comme l'observe J.-J. Rousseau (Héloïse), d'où leur viendraient des vices dont ils n'ont pas vu d'exemples, des passions qu'ils n'ont nulle occasion de sentir, des préjugés que rien ne leur inspire ? Les défauts dont nous accusons la nature ne sont pas son ouvrage, mais bien le nôtre. Un propos vicieux est dans la bouche d'un enfant une herbe étrangère dont le vent apporte la graine.

D'abord on commence communément l'éducation des enfans à un âge trop tendre, à une époque où le corps ne s'est pas encore fortifié. Alors, sacrifiant tout pour faire briller l'esprit, les instituteurs rendent leurs élèves faibles, et souvent valétudinaires ; sans cesse occupés de latin ou de grec, ils ont le cerveau tendu au point, souvent, qu'ils ne peuvent pas se livrer au moindre exercice sans s'en trouver affectés.

Qu'apprend-on dans les colléges depuis l'âge de six ou sept ans jusqu'à celui de vingt? Quelques notions sur l'histoire, sur la géographie, beaucoup de grec et de latin, en un mot, des choses qu'on peut apprendre par soi-même dans l'espace de deux ans, dès que la raison nous a éclairés de son flambeau ; on apprend à être Grec ou Romain, et rarement ce qu'on devrait être. Quant à la science de prolonger sa vie, c'est un genre de travail tout-à-fait inconnu. L'éducation physique n'entre point en ligne de compte. On ne connaît point l'art de rendre les enfans robustes, sains et forts, et par conséquent de les rendre heureux, capables de devenir un jour utiles à leur patrie, et propres aux divers emplois auxquels peut les appeler l'intérêt de la société. Point de loi dans les colléges qui ordonne l'exercice, comme il y en a pour le latin ; point de prix ou de récompenses pour ceux qui se livrent avec le plus d'ardeur aux exercices du corps. De ce dédain pour ces exercices naissent chez les enfans, comme je l'ai déjà observé, une apathie et une indifférence pour tous les plaisirs de leur âge ; alors, au lieu de devenir forts et robustes, ils tombent dans un abandon et dans une espèce de rêverie qui leur fait aimer la solitude, et par là découvrir le vice honteux de la chiromanie. Comme je l'ai déjà dit, on peut s'expliquer le développement de cette habitude chez les enfans par la corruption des mœurs, le manque d'exercice, et le mode de punition qui existe dans nos grands établissemens. Maintenant je dois faire sentir les avantages que la jeunesse peut retirer d'un plan d'éducation où n'existeraient pas les inconvéniens que je viens de faire connaître.

31. Une première amélioration que peut recevoir l'instruction consiste dans un bon plan de gymnastique. Convaincus de l'importance qu'on doit attacher à une bonne constitution, les anciens honoraient beaucoup l'éducation physique; elle faisait même partie de l'instruction de la jeunesse. Quels soins ne prenait-on pas alors, pour former, par des exercices quelquefois un peu rudes, j'en conviens, mais toujours utiles à la santé, des hommes propres à défendre la patrie? Les Perses accoutu-

maient leurs enfans à braver la faim , l'in-
tempéric des saisons., etc. ; ils les formaient
à toute sorte d'exercices , et c'est par cette
éducation mâle, si bien décrite par Xéno-
phon , qu'ils devenaient exempts de maladies , propres à tout , et capables de tout; et
ce ne fut que lorsque la mollesse et le luxe
se furent introduits chez ce peuple, qu'il devint faible et pusillanime , de fort et de fier
qu'il était auparavant.

Chez les Grecs et les Romains , l'on voit
ce même enthousiasme, que les magistrats
savaient faire passer dans le cœur des citoyens par des lois sages et justes. Qui n'ad-
mire la simple frugalité des Lacédémoniens?
Tout ce qui pouvait former des citoyens
vertueux, des magistrats intègres et des
guerriers invincibles, était en honneur chez
eux : le luxe y était inconnu. Les Romains,
souvent imitateurs serviles des Grecs, n'eu-
rent pas moins à honneur la force du corps,
et tout ce qui peut contribuer à la développer.

Convaincus, par expérience, de l'influence
que pouvait exercer sur l'organisme l'édu-

cation physique , les anciens ne tardèrent pas à réduire les exercices en art sous le nom de gymnastique. A en croire les auteurs de ces temps reculés, il paraîtrait qu'Iccus et Hérodicus en furent les inventeurs. La gymnastique fut divisée en plusieurs branches; ainsi Galien la divise en militaire, athlétique et médicale. Les divers exercices qui avaient lieu dans les gymnases consistaient dans la danse, le saut, le pugilat, la course, l'hoplomachie , qui correspond assez à l'escrime ; le jeu du disque, de la balle , la natation, la course en char, etc. Pénétrés de l'importance de ces divers exercices, les anciens s'y livraient avec plaisir ; ces peuples enthousiastes en sentaient si bien l'utilité, qu'ils élevèrent, après leur mort, leurs premiers athlètes au rang des dieux , après leur avoir accordé, de leur vivant, toutes les marques de suprématie propres à exciter l'émulation.

Ces exercices, quelquefois violens, pouvaient bien avoir quelques inconvéniens ; mais par combien d'avantages n'étaient-ils pas rachetés? Qui peut avoir méconnu les

avantages de la gymnastique, lorsqu'elle est
bien dirigée? N'est-ce pas elle qui développe
les organes, qui donne au corps cette grâce
et cette force qu'offrent à un si haut degré
les statues antiques? N'est-ce pas elle qui,
sagement employée, endurcit contre les fatigues, procure une santé brillante, et rend
l'homme apte à une foule d'actions qu'elle
seule peut lui faire tenter? On s'étonnera
peut-être de ce que l'exercice produit tant
d'influence sur l'économie animale; mais cet
étonnement cessera si l'on veut se donner la
peine de considérer que l'exercice, en général, a pour effet d'appeler dans les organes
soumis au mouvement, l'afflux des fluides,
d'y activer, par conséquent la circulation,
et d'y apporter une espèce d'excitation qui
donne la vie et le ton à ces mêmes organes.
C'est d'après cela que l'on peut compren-
dre l'accroissement de volume que reçoivent les organes soumis à un exercice modéré. Un autre avantage de l'exercice, en
général, c'est d'activer les organes digestifs,
par suite des pertes qu'il occasionne, et qu'il
importe à l'individu qui s'y livre de réparer.

Ainsi donc, l'exercice, pris modérément, augmente la circulation, favorise l'appétit, et facilite la digestion. Il est bon de remarquer, cependant, qu'il ne faut pas se livrer à l'exercice après le repas ; car alors la digestion est mauvaise, en ce que les alimens, n'ayant pas le temps de se convertir en notre propre substance, sortent de l'estomac et des intestins comme ils y étaient entrés ; l'absorption et l'exhalation se font également bien par suite de l'exercice. Combien d'hystériques, d'érotomanes, d'hypochondriaques, n'ont-ils pas dû leur guérison à un genre de vie qu'on leur a fait embrasser, et qui, exigeant beaucoup de mouvement, leur faisait oublier leur maladie ? L'exercice a pour effet constant, je le répète, de rendre les enfans robustes, et d'écarter de leur pensée tout ce qui peut contribuer à faire naître des désirs dangereux. Tant que l'éducation morale ne sera pas sagement liée à l'éducation physique, les enfans trouveront toujours les mêmes causes de dépérissement dans les établissemens publics destinés à leur instruction,

En attendant que des dispositions nouvelles fixent un meilleur mode d'éducation, voici ce que j'ose proposer pour prévenir dans nos grands établissemens le développement de la chiromanie.

32. Ce vice, comme je l'ai déjà dit, ne provenant, le plus souvent, que de la solitude et du manque d'exercice où on laisse la jeunesse, la première chose à faire pour en prévenir le développement dans les établissemens consacrés à l'instruction serait de faire entrer dans l'éducation qu'on donne à la jeunesse divers exercices dont je vais parler, qui, occupant nécessairement les enfans, leur ôteraient le temps de se livrer d'abord à la solitude, et qui, de plus, les forçant de dépenser beaucoup de forces, les obligeraient par là de songer à les réparer par le sommeil, et les empêcheraient de consacrer ces instans, si chers alors pour eux, à l'exécution de leurs projets honteux. Cette idée-là n'est pas neuve ; car, pour peu qu'on connaisse les principes d'éducation mis en usage chez les anciens, on y trouve celui que je viens d'émettre. Tout

le monde sait, en effet, combien les anciens attachaient d'importance à l'éducation phy-sique de la jeunesse, et par combien de sa-ges pratiques ils savaient l'unir et la faire marcher avec l'éducation de l'esprit. Ils sa-vaient, par expérience, combien l'exercice développe les organes, combien ceux qui s'y livrent acquièrent de force et d'adresse; ils savaient aussi qu'en s'occupant ainsi dans des momens consacrés au repos de l'esprit, ils écartaient de leur imagination toute sorte d'idée de luxe et de plaisir. Et pour-quoi, nous modernes, qui sommes malheu-reusement plus exposés que les anciens à tous les moyens de séduction qu'enfante nécessairement un haut degré de civilisa-tion, n'adopterions-nous pas des mesures aussi sages que prévoyantes?

Ainsi donc, je crois qu'il serait utile de joindre à l'instruction quelques arts d'a-grément, tels que la danse, l'escrime, la gymnastique; je dis joindre, c'est-à-dire faire de ces amusemens, si utiles pour le dé-veloppement d'une bonne constitution, des études spéciales qui remplaceraient une partie des momens de récréation. Je voudrais que tous les enfans fussent soumis à cette loi, vu qu'étant forcés de se livrer à ces divers exercices, ils en auraient bientôt contracté l'habitude, et ne tarderaient pas à en sentir tous les avantages. Ces exercices ne seraient pas les seuls; ainsi, pour bien développer l'organisme, on saurait réunir tous les amusemens qui peuvent contribuer à délasser des momens que l'on passe à des choses sérieuses, tout en servant à conserver la santé. Par ces moyens bien simples, auxquels on ne se livre pas, parce qu'aucun règlement n'y force, on préviendrait d'abord l'abandon où se trouvent la plupart des enfans dans les institutions; l'ennui, et le développement de plusieurs vices, tels que celui de la chiromanie. Par là on verrait les jeunes gens sortir de nos établissemens publics instruits et pleins de vie, et n'apportant pas avec eux des germes de maladies ou d'habitudes funestes qui peuvent les conduire au tombeau.

Outre ces moyens, qui, seuls et bien employés dans l'intérieur des écoles, suffiraient déjà pour exercer les enfans, on devrait, ce me semble, avoir recours plus qu'on ne l'a, aux promenades extérieures, où, en faisant respirer un bon air aux jeunes gens, on pourrait les engager encore à se livrer à des jeux que ne permet pas toujours d'entreprendre la disposition de la maison. Parmi ces occupations extérieures, il faut compter l'exercice de la natation, auquel les instituteurs devraient soumettre tous leurs élèves. Il en est de même de l'exercice militaire; l'usage qui en subsistait naguère dans nos grands établissemens avait peut-être quelques inconvéniens (si toutefois il y a des inconvéniens à inspirer l'amour de la gloire aux jeunes gens); mais que d'avantages n'avait-il pas?

On doit voir, d'après ce que je viens de dire, que je regarde l'exercice, en général, comme le principal moyen pour prévenir le développement de la chiromanie. Je voudrais, je le répète, qu'on fît faire à la jeunesse des études gymnastiques, si je puis m'exprimer ainsi, persuadé que je suis que l'habitude de la masturbation fera toujours de grands ravages dans les établissemens consacrés à l'instruction tant qu'on n'aura pas soin d'allier sagement l'éducation physique à l'éducation morale. Le principal objet dans l'éducation des enfans doit être de leur donner une bonne constitution. Un corps débile et valétudinaire est rarement utile à la patrie. Combien sont condamnables les instituteurs qui, au lieu de chercher à perfectionner cette bonne constitution que presque tous les enfans apportent en venant au monde, ne font que s'opposer à son développement en brisant le corps par les fatigues auxquelles ils soumettent l'esprit de leurs élèves ! C'est en vain qu'ils auront reçu la meilleure constitution de leurs parens ; les enfans n'en jouiront pas long-temps si on les prive de l'exercice et des avantages qu'offre une éducation physique bien dirigée.

33. Une autre cause que j'ai signalée dans la première partie de mon ouvrage, et qui n'est pas moins propre que le manque d'éducation physique à détériorer la constitution de la jeunesse et à l'exposer à contracter de mauvaises habitudes, consiste

dans une erreur que commettent la plupart des parens en envoyant de trop bonne heure les enfans au collége. Les pères et mères qui ne veulent pas surveiller eux-mêmes l'éducation de leurs enfans en ayant auprès d'eux un sage instituteur, ne devraient s'en défaire et les envoyer dans un établissement public que lorsqu'ils seraient sûrs que leur constitution est assez forte pour pouvoir supporter les travaux auxquels ils doivent se livrer. Combien de parens deviennent eux-mêmes, sans s'en douter, la principale cause de la mort de leurs enfans en les envoyant de trop bonne heure dans un collége! Un enfant qui n'a pas douze ans ne devrait être admis dans aucun établissement public destiné à l'éducation de la jeunesse, du moins tant qu'on ne fera pas une étude spéciale de l'éducation physique. Mais c'est tout l'opposé, c'est-à-dire que dans plusieurs grands colléges on ne reçoit pas les enfans au-dessus de douze ans. Et pourquoi? Parce que, dit-on, à cet âge on est déjà trop corrompu.

Si l'usage d'envoyer de bonne heure les enfans dans les établissemens destinés à leur

instruction doit prévaloir, qu'on adopte
au moins un meilleur mode d'éducation;
ainsi, que les instituteurs, au lieu de soumettre leurs élèves qui n'ont pas encore douze
ans à des travaux trop continus et trop
sérieux, tels que l'étude du grec et du latin, ne s'occupent que d'élever leur corps,
et de leur donner quelques notions de la
langue qu'ils doivent parler et de la géographie; ce sera déjà beaucoup pour les enfans si à douze ans ils ont ces connaissances. Lorsque l'élève aura atteint sa douzième
année, on pourra alors commencer à lui
apprendre le grec, le latin, l'histoire et les
mathématiques, tout en ayant soin de ne
pas négliger l'éducation physique. En alliant
ainsi l'éducation du corps à celle de l'esprit,
on formera des enfans qui, plus tard, pour-
ront se rendre utiles à eux-mêmes et à leur
patrie.

Outre ces moyens, qui ont pour effet de
prévenir le développement de la chiromanie dans les établissemens publics, il en est
encore d'autres fournis toujours par l'hygiène, et qui consistent à suivre les passions

de la jeunesse, à éviter tout ce qui peut les
éveiller, et à n'offrir aux enfans rien de capable d'exciter leur curiosité. Il faut exercer une grande surveillance sur la jeunesse
dans tous les momens, ne la laisser dans
aucun endroit caché, et quand on soup-
çonne un enfant atteint du vice de la masturbation, l'avertir avec réserve, et avoir
l'œil sur lui, afin que si après les conseils
et les remontrances il persiste toujours dans
ses coupables desseins, il ne puisse pas faire
des victimes.

Si l'usage de permettre à deux amis de
faire lit commun existait encore dans quelques établissemens, qu'on ne laisse pas sub-
sister plus long-temps un semblable abus, il
peut avoir les plus graves inconvéniens.

Pour ce qui est du mode de punition
connu sous le nom d'*arrêts*, mis en usage
dans la plupart de nos grands établissemens
publics, dont j'ai déjà signalé les abus dans
ma première partie, je crois que les inconvéniens qui y sont attachés sont d'une gravité telle, qu'on ferait bien d'y renoncer
entièrement ; toutes les personnes sensées

seront de mon avis. Toutefois, si mes remar-
ques à ce sujet étaient sans succès, j'ose es-
pérer du moins que les améliorations que
je vais proposer ne seront pas entièrement
rejetées. Vous voulez priver les jeunes gens
de leur liberté ; eh bien ! fondez une salle
où ils seront tous rassemblés sous la surveillance d'un maître qui se fera remplacer par
un autre après un certain temps. A cette
salle, que vous appellerez de discipline, et
où les enfans continueront leurs études,
interrompues par l'autre mode de punition (qui consiste à faire copier quelques
centaines de vers), en sera annexée une autre où les élèves détenus auront chacun un
lit. Le genre de punition consistera donc
par là à être privé de la liberté et de la faculté de participer aux jeux ou promenades
ordinaires, pendant plus ou moins de jours,
et cela tout en employant bien le temps de
punition, puisque le maître chargé de surveiller donnera à chacun une tâche semblable à celle que donnait le professeur.

Dans tous les établissemens publics, on
aura soin, comme cela se pratique dans

quelques-uns, pour éviter le développement de mauvaises habitudes, d'éclairer la nuit les lieux destinés au repos, et de charger un maître d'avoir l'œil à ce que les élèves n'aient pas de communication entre eux. Dans les salles destinées au travail, il sera également du devoir du maître de suivre attentivement ses élèves, et d'examiner si parmi eux il n'en est pas dont la physionomie éprouve quelques changemens, quoiqu'ils aient l'air de travailler avec la plus grande attention ; dans les momens de récréation ou de promenade, il faudra que la personne chargée de surveiller puisse d'un seul coup-d'œil apercevoir tout son monde ; en un mot, elle ne devra jamais perdre de vue les élèves. On devra aussi avoir soin d'établir, d'après l'âge, des divisions parmi les jeunes gens. C'est un usage adopté dans beaucoup de maisons d'éducation, mais qui n'existe pourtant pas encore dans quelques-unes. On sentira facilement qu'il ne convient pas qu'un enfant de sept ou huit ans soit confondu avec un jeune homme de seize à dix-huit ans, qui pourrait fort bien le corrompre.

Si, dans un établissement, il existe des jeunes gens qui, par leur mauvais exemple, ou par des propos, ou par menaces, soient à même de séduire de jeunes enfans, il est du devoir du maître de les éliminer et de les renvoyer à leurs parens. Il faut veiller aussi à ce qu'il ne s'introduise pas dans la maison des livres comme on en voit tant, qui gâtent non-seulement le cœur des enfans, mais bien aussi leur goût et leur esprit. Telles sont les sages précautions qu'on doit prendre dans les établissemens consacrés à l'instruction de la jeunesse, pour prévenir le développement de la chiromanie. On voit qu'elles consistent à unir sagement l'éducation du corps à celle de l'esprit, à exercer beaucoup les enfans, et à les préserver du mauvais exemple.

Si on avait à redouter le développement de cette funeste habitude chez une personne de vingt ans et au-dessus, il faudrait alors, pour en prévenir les suites fâcheuses, conseiller le mariage. C'est le dernier moyen qu'on ait à mettre en usage. Je passe maintenant au traitement médical.

CHAPITRE VIII.

*Moyens de curation fournis par la thérapeu-
tique et la matière médicale.*

Si les moyens que je viens d'indiquer dans
la section qui précède, et qui tous tendent
également à prévenir le développement de
la chiromanie, étaient mis en usage, on ne
verrait pas cette foule de jeunes gens, en
proie à tous les maux d'une vieillesse pré-
maturée par suite des plaisirs solitaires,
traîner une existence aussi malheureuse que
digne de pitié. Les affections que ce vice
enfante sont, comme je l'ai déjà démontré,
si nombreuses, et quelquefois si terribles,
que souvent tous les moyens fournis par la
thérapeutique et la matière médicale sont
sans effet. C'est lorsqu'elles sont parvenues
au comble de leurs souffrances que les malheureuses victimes de cette passion sentent
l'énormité de leur faute. En effet, quelle
douleur ne doit-on pas éprouver de se voir
mourir de ses propres mains, et d'être
victime de désirs effrénés dont il ne tenait qu'à soi d'arrêter les progrès! Voyez

ces jeunes efféminés qui, à peine sortis de l'adolescence, sont déjà morts aux plaisirs de l'amour. Que de regrets ne doivent-ils pas avoir ! Mais le mal est fait, et il ne faut plus penser qu'à prolonger des jours quelquefois devenus à charge. Lorsque l'état de la personne qui s'est livrée à la chiromanie n'est pas trop détérioré, et que l'on est prévenu à temps, c'est-à-dire lorsque l'individu, avouant sa faute, se trouve désirer ardemment sa guérison, et par là se corriger de sa mauvaise habitude, et qu'il n'a d'ailleurs aucune affection grave, on peut facilement rétablir sa santé, soit en employant un régime convenable, soit en ayant recours aux médicamens. Mais pour pouvoir remédier aux accidens produits par la masturbation (lorsqu'on n'a pas su en prévenir le développement), il faut se rappeler qu'ils consistent dans une surexcitation nerveuse, qui, plus tard, peut se changer en atonie de tous les systèmes de l'économie animale, mais qui, dans le principe, n'est rien moins qu'une irritation dont le point de départ a son siége dans les organes génitaux, et

qui se propage par sympathie jusqu'au cerveau et ses dépendances. D'après cela, il me
sera facile d'exposer les principes de traitement que je regarde comme utiles, et comme pouvant remédier avec du temps à
toutes les affections produites par la chiromanie, lorsque toutefois cette habitude
n'a pas été trop réitérée, et quelle n'est pas
trop invétérée.

Hippocrate ordonnait aux personnes dont
la santé était détériorée par suite d'excès en
plaisirs vénériens des fomentations sur tout
le corps, un vomitif et un purgatif ; après
quoi il faisait prendre aux malades le petit-
lait, et de préférence le lait d'ânesse. Il dé-
fendait, bien entendu, toute jouissance vénérienne et les exercices trop violens.

Boerhaave ordonnait, lorsque l'état de
dépérissement n'était pas trop avancé, des
fomentations sur les reins, le bas-ventre et
les aines, et une nourriture légère.

Hoffmann n'avait recours, dans les affections produites par les plaisirs solitaires,
qu'à des moyens hygiéniques bien ordonnés.
Pour moi, je conseille le traitement suivant.

34. Le malade ira respirer l'air de la campagne, et s'y livrera à des exercices modérés propres à rappeler ses forces épuisées, tels que la promenade, la pêche, la chasse, l'exercice du cheval, etc. Il est très-important qu'il choisisse pour habitation un lieu où l'air soit pur et frais ; il devra éviter les endroits marécageux, bas et humides. Il se lèvera de bon matin, et ne se couchera pas trop tard ; son lit ne devra pas être trop mou ; loin de là, il fera bien d'y avoir des matelas en crin. L'effet que doivent produire ces moyens sont de fatiguer le jour le malade, de le distraire de son funeste penchant, et de l'engager aussi à bien dormir la nuit.

Quant à la nourriture, il faudra qu'il fasse usage d'alimens qui, sous un petit volume, contiennent beaucoup de principes nutritifs ; ainsi il fera bien de prendre de bons bouillons, du riz, du gruau, de l'orge, cuits avec du lait ; il devra choisir aussi les viandes blanches, et les manger rôties au lieu de bouillies. Il pourra également faire usage d'épinards, d'oseille, et des mucoso-sucrés, comme betteraves, raves, navets, etc. Il usera aussi avec avantage des rafraîchissans, tels que prunes, poires, groseilles rouges, oranges, sucs de citrons, etc.

Il devra éviter de se nourrir de gibier ou de viandes noires, de jaunes d'œufs, de cancres, d'écrevisses, d'artichauts, d'ail cuit, de graines de sinapis ou moutarde, de jujubes, de pêches et de fraises ; il devra s'abstenir aussi des préparations où entrent l'opium et les cantharides, ainsi que les poudres de gingembre et de girofle. Il devra éviter également tout ce qui pourrait réveiller ses passions : ainsi il fuira les spectacles, évitera les lectures érotiques, la conversation des femmes qui pourraient faire impression sur son cœur, et mille autres circonstances que je n'ai pas besoin d'énumérer.

35. Lorsque ce traitement ne suffit pas pour rétablir la bonne harmonie dans l'économie animale, il faut alors avoir recours à des moyens plus actifs et plus efficaces. On ordonnera d'abord l'usage des frictions sèches avec une flanelle sur les reins, l'ab-

domen , les aines , le périnée ; les bains
tièdes dans le commencement de la maladie peuvent aussi être employés avec succès.
S'il y a des symptômes d'irritation , on aura
recours avec avantage à la saignée locale ;
on ordonnera le séjour à la campagne , et
l'on soumettra le malade à la diète végétale ;
on lui donnera des boissons émollientes et
le lait de vache. Si le malade est dans un
état de marasme et de faiblesse qui fasse
craindre pour ses jours , on aura recours à
des remèdes fortifians , tels que la décoction de quinquina à la dose d'une once dans
douze onces d'un véhicule quelconque, dont
on prendra trois onces trois fois par jour ,
comme l'ordonnait Tissot. Ce praticien joi-
gnait à l'usage de ce médicament l'emploi
du bain froid , qu'il faisait prendre le soir.
On peut aussi employer les eaux ferrugi-
neuses ; et envoyer le malade sur les lieux
mêmes où elles ont leur source. On donnera
le lait d'ânesse ou bien le petit-lait. On
emploiera les antispasmodiques pour calmer le système nerveux , qui presque toujours est le plus affecté de tous les appareil

d'organes de l'économie animale. On or-
-donnera les bains de siége , composés de
décoction tiède de feuilles de guimauve et
de mauve , et l'on fera des fomentations sur
l'abdomen. On pourra donner des lavemens
avec les mêmes herbes.

Si , comme cela s'observe souvent , il se
développe des irritations cérébrales , on
aura soin d'appliquer des sangsues à la nu-
que ; c'est un moyen dont l'emploi est presque toujours couronné de succès. S'il ne
réussissait pas , on aurait alors recours aux
sétons et aux vésicatoires appliqués à la
même région , et on y ferait des frictions
avec des substances volatiles et spiritueuses.
— 36. Si ce mode de curation est sans succès , on aura recours , pour guérir du vice
de la chiromanie, aux deux derniers moyens
que puisse fournir la thérapeutique. Le
premier, connu depuis long-temps , consiste dans l'opération du phymosis. J'ai vu
beaucoup de jeunes gens qui se livraient à
la chiromanie perdre l'habitude de cette
funeste passion par suite de cette seule opération. Il est du devoir des parens de faire

opérer leurs enfans lorsqu'ils sont affectés du phymosis congénial. Par là ils les préserveront de plusieurs affections graves, et surtout de l'habitude de la masturbation. On a conseillé, et même pratiqué chez la femme, l'amputation du clitoris pour guérir du vice de la chiromanie; mais comme cette opération ne remplit pas toujours l'effet qu'on pourrait en attendre, je crois qu'on doit s'abstenir de la pratiquer.

Pour le second moyen propre à guérir de la chiromanie, c'est au savant et modeste Larrey à qui l'humanité en est redevable. Ce mode de traitement n'a encore été publié nulle part. Ayant eu plusieurs fois occasion de l'employer, l'habile praticien que je viens de nommer a bien voulu me le communiquer, et m'en démontrer toute l'efficacité. Il consiste à produire une irritation artificielle dans le canal de l'urètre, et à en phlogoser sa membrane muqueuse. On remplit ces vues en y injectant une partie sur cinq d'eau de sous-carbonate de soude. On a soin de presser fortement avec un doigt le canal de l'urètre vers la racine de la verge, pour que l'injection ne pénètre pas dans la vessie. On procurera ainsi une blennorrhée artificielle, en faisant naître une tension et une douleur assez fortes pour mettre le malade dans l'impossibilité de se masturber. Pendant le temps de l'irritation, que l'on traitera, du reste, comme d'ordinaire, on a soin de distraire le malade pour lui faire oublier sa funeste habitude. Ce moyen, qui d'abord pourra répugner, a de grands avantages, et peut être employé sans danger.

CHAPITRE IX.

Moyens de curation fournis par la mécanique.

Lorsque l'habitude de la masturbation s'est emparée de toutes les facultés des malades, que ni les conseils ni les remontrances ne peuvent les guérir, il est encore un moyen pénible, il est vrai, mais auquel on ne doit pas avoir honte de recourir dans l'intérêt même des malheureux en proie à leur terrible passion ; je veux parler des moyens coërcitifs. Souvent on est obligé d'en venir à leur usage pour arrêter les progrès du mal. Ces divers moyens, qui sont empruntés de la mécanique, ont pour effet de priver les malades de la liberté de leurs membres, et de les forcer par là d'être sages et tranquilles. On ne doit les employer que dans les dernières extrémités ; car on effraie souvent par leur usage, et on augmente le mal au lieu de le guérir. De ces moyens, qui sont en assez grand nombre, les uns consistent dans des espèces de gilets de force, par le moyen desquels on prive le malade de l'usage de ses mains : mais souvent ce moyen coërcitif ne sert à rien ; car on a vu des masturbateurs parvenir à se procurer des sensations voluptueuses et à se faire éjaculer rien que par les seuls mouvemens du corps qu'ils exécutaient dans leurs lits. Il existe aussi des étuis en or ou en argent, percés à jour, dans lesquels on introduit la verge : on les garnit intérieurement d'une peau ou d'un linge fin. On doit les porter nuit et jour.

Le docteur Jalade-Lafond, persuadé que le seul moyen de parvenir à un résultat heureux était de garantir les personnes adonnées à la chiromanie de toute possibilité de l'exécuter, a imaginé des moyens qui, en cachant les organes de la génération, peuvent permettre l'excrétion de l'urine, tout en s'opposant à la masturbation. C'est après avoir essayé de tous les autres moyens, tels que le maillot, la ligature des mains, des pieds et du tronc lui-même pendant la nuit, qu'il a été convaincu qu'il n'y avait, pour parvenir à une réussite certaine, qu'à mettre un obstacle aux attouchemens de la main sur les parties génitales. A cet effet, il a inventé un corset qui offre de grands avantages, et qui, à tous égards, mérite qu'on lui accorde la préférence sur tous les bandages qu'on a faits pour remplir le même but. Il se compose d'une large ceinture en toile grise ou en nankin, quelquefois d'une espèce de chemise ou juste-au-corps en toile, lacé par derrière, que des épaulettes retiennent en haut, et qu'un demi-caleçon assujettit inférieurement, de manière qu'il ne peut ni descendre ni monter. Une suite d'élastiques se voient en avant, pour que ce bandage se prête aux différens états d'expansion ou de resserrement de la poitrine et du ventre. Un écusson en argent, en vermeil ou en or, ayant la forme des parties génitales, et proportionné à leur volume, est placé au bas de la ceinture, et reçoit la verge et les bourses. La cavité de cet écusson a une capacité double du volume des parties qu'il doit contenir. Le canal qui reçoit le pénis est également plus grand que l'organe lui-même ; ce canal est perforé à son extrémité inférieure pour permettre l'issue de l'urine ; mais il doit être fixé invariablement, et ne faire qu'une seule pièce avec l'écusson. D'autres ouvertures sont pratiquées en divers sens pour permettre l'entrée à l'air. Ce corset appliqué, et fermé par derrière par un lacet, des courroies et des boucles, et, de plus, par de petits cadenas, permet à l'enfant une entière liberté de tous ses membres ; il peut s'habiller comme de coutume, sortir et se livrer à tous ses exercices ordinaires, uriner et aller à la selle, sans qu'il soit nécessaire de le défaire. On doit avoir soin d'entretenir la propreté des parties sur lesquelles il est appliqué. Aussi il convient de ne pas le laisser en place plus de huit jours sans laver les parties génitales et l'intérieur de l'écusson. Fait avec soin, et d'après des mesures prises sur le sujet, ce bandage ne doit ni meurtrir, ni comprimer les parties, ni s'opposer à la libre circulation des fluides. M. Lafond retire de grands avantages de l'application de ce corset, ainsi que de celui qu'il a également inventé pour les jeunes filles. On peut, pour plus de détails, consulter son ouvrage sur les hernies et bandages, dans lequel on en trouvera des planches fort exactes.

—Tous ces moyens, qui sont bons à employer, et qui réussissent souvent, sont les derniers qu'on ait à sa disposition, et quand ils sont sans effet, ils annoncent un mal sans remède. Le meilleur traitement dans cette circonstance consiste à calmer le malade, et à le traiter au moral; car ce dernier état est presque toujours désespéré. Aussi ne faut-il pas s'étonner que la chiromanie conduise à un dépérissement qui tôt ou tard finit par devenir mortel. Si la mort, comme je l'ai déjà observé, n'est pas toujours la suite de ce vice, il n'est pas moins vrai de dire aussi que les jeunes gens qui se livrent à cette infâme habitude finissent toujours par lui devoir quelques affections graves, telles que maladies de poitrine, du cœur ou du bas-ventre, etc., auxquelles ils n'eussent point été exposés s'ils ne se fussent point livrés à des plaisirs solitaires. Ainsi, d'après tout ce qui a été dit dans cet ouvrage, on peut facilement conclure qu'il n'est pas de cause qui agisse plus puissamment pour le dérangement des fonctions de l'économie animale et le développement d'une foule de maladies que le vice de la chiromanie.

Il a été pénible, sans doute, pour moi de dévoiler les conséquences terribles d'un vice qui dégrade les hommes ; mais je me croirai mille fois trop heureux si je puis me regarder comme ayant contribué de quelque chose à l'amélioration du sort de mes semblables. Puisse donc la jeunesse, guidée par de sages instituteurs, éviter désormais un écueil aussi dangereux que contraire à la morale et à la société !

TABLE DES CHAPITRES.

FIN.